乡村常见病病例分析

主　编　马素媛　蒋　俊　鲁明云

副主编　周一朴　李跃斌　刘晓琼　李开琼
　　　　杨忠庆　曾俊伟

编　委　杨　锂　谢紫云　鲁秀渊　普国勇
　　　　普琴芳　廖　芳　钟　敏　李劲彬
　　　　杨　敏　廖兰兰　李　峰　李雅帆
　　　　石秉强　陶冬妮　晏廷将　钱森林

U0309521

军事医学科学出版社
·北京·

内容提要

本教材针对农村医学专业的特点,为使学生在学习中贴近基层卫生工作,与全国执业助理医师考试相接轨,就农村常见病、多发病的诊断和治疗进行了编写。每个疾病以一个典型病例开始,从初步诊断、诊断依据、鉴别诊断、检查、治疗方案、建议等几方面来阐述。本书涉及内科、外科、妇产科、儿科、急诊科、疫苗接种反应等方面内容,并附有《国家基本公共卫生服务规范(2011 年版)》。

本书不仅可以作为教材培养学生的临床思维能力,也可以作为乡镇卫生院、村卫生室临床医生的指南,以及参加全国执业助理医师、执业医师考试的参考用书。

图书在版编目(CIP)数据

乡村常见病病例分析/马素媛,蒋俊,鲁明云主编.
－北京:军事医学科学出版社,2014.5
ISBN 978－7－5163－0421－1

Ⅰ.①乡… Ⅱ.①马…②蒋…③鲁… Ⅲ.①常见病－
病案－分析 Ⅳ.①R44

中国版本图书馆 CIP 数据核字(2014)第 089309 号

出　　版:军事医学科学出版社
地　　址:北京市海淀区太平路 27 号
邮　　编:100850
联系电话:发行部:(010)66931051,66931049,81858195
　　　　　编辑部:(010)66931039
传　　真:(010)63801284
网　　址:http://www.mmsp.cn
印　　装:北京宏伟双华印刷有限公司
发　　行:新华书店

开　　本:787mm×1092mm　1/16
印　　张:13
字　　数:315 千字
版　　次:2014 年 8 月第 1 版
印　　次:2014 年 8 月第 1 次
定　　价:45.00 元

前　言

　　农村医学专业是为村卫生室及边远贫困地区乡镇卫生院培养执业助理医师(乡村)的农村医学专业。本教材针对该专业的特点,为使学生在学习中贴近基层卫生工作,与全国执业助理医师考试相接轨,就农村常见病、多发病进行总结、编写,每个疾病以一个典型病例开始,从初步诊断、诊断依据、鉴别诊断、进一步检查、治疗方案、建议等几方面来阐述。本书涉及内科、外科、妇产科、儿科、急诊科、疫苗接种反应等方面内容。学生在学习过程中培养临床思维能力,也可以作为乡镇卫生院、村卫生室临床医生的指南,以及参加全国执业助理医师、执业医师考试参考书籍。

　　本教材在编写过程中得到普洱市医院、思茅区医院、思茅镇卫生院、南屏镇卫生院的大力支持,在此深表感谢!

　　由于编者水平有限,对教材编写经验不足,书中难免出现不妥或错误,恳请专家批评指正。

作　者
2014 年 6 月

目　录

第一章 >>>

内科常见病

支气管扩张

【病例】

女性,45 岁,反复咳嗽咳痰 5 年余,再发加重并咯血 3 天。患者自诉于 5 年前无明显诱因开始出现咳嗽咳痰症状,咳嗽为阵发性,夜间较重,痰以黄脓痰为主,量稍多,无特殊臭味,季节变化及受凉后可加重。无畏寒、发热、胸痛、胸闷、喘息、咯血、心悸、心前区疼痛、端坐呼吸等症状。3 天前受凉后上述症状再发加重,伴咯血,共咯血 3 次,量约 150 ml,以鲜红色血液为主,伴少量暗红色血块,患者偶有盗汗及乏力,精神及睡眠尚可,饮食稍差,大小便正常,体重无明显变化。查体:一般情况尚可,意识清楚,口唇无发绀,BP 130/90 mmHg,P 84 次/分,T 36.3℃,R 20 次/分,双肺呼吸音粗,双肺底可闻及少量湿啰音。胸片 X 线显示左下肺纹理增粗、紊乱,呈卷发样阴影,阴影内出现液平面。

【初步诊断】

支气管扩张并咯血。

【诊断依据】

1. 病史　中年患者,病程长。
2. 症状　慢性咳嗽、大量脓痰伴有咯血。
3. 体征　BP 130/90 mmHg,P 84 次/分,T 36.3℃,R 20 次/分,双肺呼吸音粗,双肺底可闻及少量湿啰音。
4. 检查结果　胸片 X 线显示左下肺纹理增粗、紊乱,呈卷发样阴影,阴影内出现液平面。

【鉴别诊断】

1. 慢性支气管炎　多发生在中年以上的患者,一般为白色泡沫痰,多有季节性,无咯血史。
2. 肺脓肿　起病急,有高热、咳嗽、大量脓臭痰,中毒症状重,胸片可见局部浓密炎症阴影,内有空腔液平。
3. 肺结核　多有低热、盗汗、全身乏力、消瘦等结核中毒症状,干湿啰音多位于上肺,行 X 线和痰抗酸杆菌检查可鉴别。
4. 先天性肺囊肿　X 线见多个边界纤细的圆形或椭圆阴影,周围组织无浸润,CT 可助诊断。

【检查】

1. 痰细菌培养。
2. 高分辨率胸部 CT。
3. 必要时纤维支气管镜。

【治疗方案】

1. 治疗基础疾病。
2. 控制感染:出现痰量及其脓性成分增加等急性感染征象时需应用抗生素(如氨苄西林、阿莫西林或头孢克洛)。
3. 改善气流受限。
4. 清除气道分泌物。
5. 外科手术治疗。

【建议】

病情严重者建议转上一级医院。

肺结核

【病例】

男性,39 岁,干咳伴低热 1 周。患者于 1 周前受凉后出现咳嗽,咳白色黏液痰,伴发热,体温最高达 37.9℃。傍晚开始升高,晨起恢复正常。服"感冒药"症状无好转。无咯血、胸痛、呼吸困难。4 天前查血常规 WBC 7.5×10^9/L。胸片示右上肺斑片状密度增高影,其内密度不均匀。给予"阿莫西林"及"止咳药"效果不佳。发病以来,食欲下降,乏力,大小便及睡眠正常。既往体健,无烟酒嗜好。查体:T 37.4℃,P 88 次/分,R 16 次/分,BP 110/70 mmHg,消瘦,浅表淋巴结未见肿大,巩膜无黄染。双肺呼吸音清晰,未闻及干湿啰音。心率 88 次/分,律齐。腹软,肝脾未触及,双下肢无水肿,无杵状指。Hb 130 g/L,WBC 8.5×10^9/L。

【初步诊断】

右上肺浸润型结核。

【诊断依据】

1. 病史　青年男性,干咳伴低热 1 周,有受凉等诱因,食欲缺乏、乏力、低热盗汗等结核病中毒症状,抗生素治疗无效。
2. 症状　低热伴咳白色黏液痰。
3. 体征　T 37.4℃,P 88 次/分,R 16 次/分,BP 110/70 mmHg,消瘦,浅表淋巴结未见肿大,巩膜无黄染,双肺呼吸音清晰,未闻及干湿啰音。
4. 辅助检查　胸片示右上肺斑片状密度增高影,其内密度欠均匀。

【鉴别诊断】

1. 肺炎　大多起病急伴发热,咳嗽、咳痰明显,抗菌治疗有效。

2. 慢性阻塞性肺疾病　多表现为慢性咳嗽、咳痰,少有咯血。肺功能检查为阻塞性通气功能障碍。胸部影像学检查有助于鉴别诊断。

3. 肺癌　多有吸烟史,表现为刺激性咳嗽,痰中带血、胸痛和消瘦等症状。胸部 X 线和结核分枝杆菌检查、病灶活体组织检查有助于鉴别诊断。

【检查】

1. 红细胞沉降率。

2. 痰涂片 + 痰培养查结核杆菌,结核抗体,PPD 试验。

3. 痰查癌细胞。

4. 复查血常规、肝肾功能。

5. 必要时行纤维支气管镜检查。

【治疗方案】

1. 隔离　转结核病防治机构,执行传染病上报制度。

2. 一般治疗　休息、营养支持。

3. 抗结核治疗　早期、适量、联合、规律、全程用药,常用抗结核药用药注意事项如表 1-1。

表 1-1　常用抗结核药用药注意事项

药名	注意事项
异烟肼（H,INH）	避免与抗酸药同时服用
	注意消化道反应、肢体远端感觉及精神状态
	监测肝功能
利福平（R,RFP）	服药后体液及分泌物呈橘红色
	与对氨基水杨酸钠、乙胺丁醇合用可加重肝毒性和视力损害
	监测肝功能
链霉素（S,SM）	用药前和用药后每 1~2 个月进行听力检查,注意有无平衡失调
	监测肾功能、尿常规
吡嗪酰胺（Z,PZA）	警惕肝脏毒性,监测肝功能
	注意关节疼痛,监测血清尿酸
	孕妇禁用
乙胺丁醇（E,EMB）	用药后 1~2 个月进行 1 次视力和辨色力检查,提醒患者发现视力异常及时就医
	幼儿禁用
对氨基水杨酸钠（P,PAS）	饭后服药,减轻消化道不适
	监测肝功能

【建议】

病情严重者建议转上一级医院。

肺炎球菌肺炎

【病例】

男性,39岁,寒战、高热及胸痛3天。患者自诉于3天前淋雨后突发寒战、高热(体温39.8℃)伴头痛,右上胸部刺痛,深呼吸或咳嗽时加重,右侧卧位可缓解。曾到附近诊所诊治,经青霉素肌内注射2次(量不详),症状未见好转。昨日胸痛加剧,并有咳嗽,咳少量铁锈色痰伴气促。查体:T 39.8℃,P 110次/分,R 30次/分,BP 120/80 mmHg,急性病容,鼻翼翕动,面颊绯红,口唇发绀,颈软,右上肺触诊语颤增强,双下肢无水肿。胸片X线显示右上肺野大片致密阴影,呈肺叶分布。血常规:白细胞计数18.0×10^9/L,中性粒细胞88%,伴核左移。

【初步诊断】

肺炎球菌肺炎。

【诊断依据】

1. 病史　起病急骤,3天前有淋雨史。
2. 症状　高热、胸痛、咳嗽咳铁锈色痰。
3. 体征　急性病容,鼻翼翕动,面颊绯红,口唇发绀,颈软,右上肺触诊语颤增强。
4. 检查结果　胸片X线显示右上肺野大片致密阴影,呈肺叶分布;血常规示白细胞及中性粒细胞均增高。

【鉴别诊断】

1. 干酪性肺炎　常为午后低热、乏力、盗汗、体重减轻,易出现空洞,痰中易找到抗酸杆菌。
2. 急性肺脓肿　咳出大量脓臭痰为肺脓肿的特征,X线显示脓腔及气液平,X线结果可排出此病。
3. 肺癌并阻塞性肺炎　通常无急性感染中毒症状,有时痰中带血丝。血白细胞计数不高,若痰中发现癌细胞可确诊。

【检查】

1. 痰细菌培养及药敏试验。
2. 痰涂片镜检。
3. 纤维支气管镜检查。

【治疗方案】

1. 抗菌药物治疗:常用青霉素类、第一代头孢菌素等,由于我国肺炎链球菌对大环内酯类抗菌药物耐药率高,故对该菌所致的肺炎不单独使用大环内酯类抗菌药物治疗,对耐药肺炎链球菌可使用对呼吸系感染有特效的氟喹诺酮类(莫西沙星、吉米沙星和左氧氟沙星)。

2.支持疗法。

3.并发症处理。

【建议】

病情严重者建议转上一级医院。

慢性支气管炎

【病例】

男性,72岁,咳嗽、咳痰伴喘息20年,活动后气促10年,下肢水肿3年,加重3天伴意识障碍1天。患者家属代诉,患者于20年前"感冒"后出现咳嗽、咳白色泡沫痰,曾到当地医院就诊,经抗生素治疗后症状好转。以后每年冬季或感冒后均出现上述症状。10年前在上述症状的基础上出现逐渐加重的呼吸困难,治疗后症状缓解(具体治疗不详)。3年前出现双下肢水肿,休息后可缓解。3天前"感冒"后上述症状加重,咳黄色脓痰,气喘加剧,不能平卧,入院前1天出现烦躁、昼睡夜醒,谵妄,遂急诊入院。体查:体温37.8℃,脉搏110次/分,呼吸32次/分,血压135/85 mmHg,慢性病容,谵妄状态,呼吸急促,口唇明显发绀,结膜充血水肿,颈静脉怒张,桶状胸,语颤减弱,叩诊呈过清音,双肺呼吸音粗,可闻及散在湿啰音。心尖搏动位于剑突下,心率110次/分,律齐,未闻及杂音。血气分析:PaO_2 45 mmHg,$PaCO_2$ 65 mmHg。

【初步诊断】

1.慢性支气管炎急性发作。

2.慢性阻塞性肺气肿。

3.慢性肺源性心脏病。

4.慢性呼吸衰竭(Ⅱ型)。

【诊断依据】

1.病史　老年男性,慢性咳嗽20年,活动后气促10年,双下肢水肿,近3天咳嗽加重并有脓痰。

2.症状　咳嗽咳痰,伴意识障碍。

3.体征　慢性病容,谵妄状态,呼吸急促,口唇明显发绀,结膜充血水肿,颈静脉怒张,桶状胸,语颤减弱,叩诊呈过清音,双肺呼吸音粗,可闻及散在湿啰音。心尖搏动位于剑突下。

4.检查结果　血气分析示 PaO_2 45 mmHg,$PaCO_2$ 65 mmHg。

【鉴别诊断】

1.支气管扩张症　多于儿童或青少年发病,常继发于麻疹、肺炎或百日咳后,典型表现为慢性咳嗽、大量脓痰伴有咯血,肺部可闻及固定性湿啰音。

2. 支气管哮喘 多有诱因而出现阵发性呼吸困难。

3. 充血性心力衰竭 多见于老年患者,有高血压、冠心病病史,双肺底听诊有细小湿啰音,胸片显示心脏扩大、肺充血,肺功能提示容量受限,无气流受阻。

【检查】

1. X 线胸片。

2. 痰培养及药敏试验。

3. 血生化及血电解质。

4. 心电图、超声心动图。

5. 病情缓解后复查肺功能。

6. 病情缓解后复查血气分析。

【治疗方案】

1. 保证呼吸道通畅:祛痰(常用药物有盐酸氨溴索、N - 乙酰半胱氨酸)、扩张支气管(沙丁胺醇、特布他林、异丙托溴铵、氨茶碱)。

2. 纠正水电解质紊乱。

3. 氧疗:低流量持续吸氧,1 ~ 2 L/次,纠正缺氧和二氧化碳潴留,防治多器官功能损害。

4. 控制感染:抗菌药物治疗可选用喹诺酮类、大环内酯类等。

【建议】

病情严重者建议转上级医院。

支气管哮喘

【病例】

男性,48 岁。反复咳嗽、咳痰、喘息 2 年,再发伴活动后气促 3 天。患者 2 年前因受凉后出现咳嗽、咳白色黏痰,伴喘息,无咯血、发热、盗汗、胸痛。当地医院诊断为"肺部感染",予以抗炎、平喘等治疗后好转。此后,季节或气候变化、受凉或接触宠物、油烟等刺激物后症状可反复,脱离刺激物质或经抗炎、平喘治疗可好转。3 天前患者接触香水后喘息再发,稍事活动即感气促,夜间严重,需半卧位休息。无咳嗽、咳痰、发热。本次发病以来,精神、食欲、睡眠差,大小便正常,体重无变化。平素体健,吸烟 30 余年,20 支/日,已戒烟 1 年,家族成员无类似疾病。查体:T 36.6℃ ,P 108 次/分,R 32 次/分, BP 126/85 mmHg,端坐位,表情焦虑,言语断续,皮肤潮湿,精神差,张口呼吸,口唇无明显发绀,胸廓呈桶状,叩诊呈过清音,双肺呼吸音粗,可闻及散在哮鸣音。胸片提示双肺透亮度增加,双肺纹理增多。

【初步诊断】

支气管哮喘急性发作期。

【诊断依据】

1. 病史　中年男性，慢性病程，与冷空气、变应原、理化因素以及呼吸道感染有关。
2. 症状　发作性咳嗽、喘息。
3. 体征　呼吸频率增加，端坐位，表情焦虑，言语断续，皮肤潮湿，精神差，张口呼吸，口唇无明显发绀，胸廓呈桶状，叩诊呈过清音，双肺呼吸音粗，可闻及散在哮鸣音。
4. 检查结果　胸片提示双肺透亮度增加，双肺纹理增多。

【鉴别诊断】

1. 喘息型慢性支气管炎　患者有慢性咳嗽史，喘息长年存在并有加重期，有肺气肿体征，两肺可闻及水泡音。
2. 心源性哮喘　常见于左心衰竭，发作时的症状与哮喘相似。但是心源性哮喘有心脏病史，阵发咳嗽，常咳出粉红色泡沫痰，两肺可闻及广泛的水泡音和哮鸣音，左心界扩大，心率增快，心尖部可闻及奔马律；胸部 X 线检查可见心脏增大，肺淤血征。
3. 变态反应性肺浸润　见于热带性嗜酸粒细胞增多症、肺嗜酸粒细胞增多性浸润、多源性变态反应性肺泡炎等，患者多有病原接触史，症状较轻，可有发热等全身性症状。胸部 X 线检查可见多发性淡薄斑片浸润阴影，可自行消失或再发；肺组织活检也有助于鉴别。

【检查】

1. 肺功能检查，包括通气功能检测、支气管舒张试验或 PEF 变异率。
2. 特异性变应原检测。
3. 血 IgE。
4. 心电图、超声心动图。
5. 血液和痰液嗜酸性粒细胞。
6. 血气分析。

【治疗方案】

1. 一般治疗：休息、吸氧。
2. 对症治疗：止咳、祛痰。
3. 脱离变应原。能找到引起哮喘发作的变应原，立即使患者脱离变应原的接触是防治哮喘最有效的方法。
4. 控制感染：可根据痰液细菌培养加药敏试验结果选用抗生素。
5. 舒张支气管：静脉点滴糖皮质激素、联合使用支气管舒张剂（β_2 受体激动剂如沙丁胺醇、特布他林、抗胆碱药如异丙托溴铵、茶碱类如氨茶碱）。
6. 无创通气。
7. 维持水电解质平衡：静脉补液、纠正电解质和酸碱紊乱。
8. 健康教育。

结核性胸膜炎

【病例】

男性,28 岁。咳嗽伴右侧胸痛 10 天,加重并活动后气促 5 天。患者 10 天前无明显诱因出现干咳,伴右侧胸部疼痛,多于深吸气时明显,伴盗汗,无咳痰、咯血、发热。经头孢呋辛抗感染治疗无效。5 天前开始出现活动后气促,休息后可缓解,不伴喘息。自发病以来,精神、食欲正常,睡眠尚可,大小便未见异常,自觉体重有所减轻(未具体称重)。平素体健,否认传染病接触史,无外伤手术史。无烟酒嗜好。无遗传病家族史。体查:T 37.3℃ ,P 93 次/分,R 20 次/分,BP 118/71 mmHg,全身浅表淋巴结未触及肿大,胸廓基本对称,右侧呼吸运动度减小,语颤减弱,右侧肩胛线第 8 肋间以下叩诊呈浊音,右下肺呼吸音消失,未闻及干湿啰音和胸膜摩擦音。心率 93 次/分,律齐,心脏各瓣膜区未闻及杂音。腹平软,无压痛反跳痛,肝脾肋下未触及,双下肢无水肿。血常规 Hb 128 g/L,RBC 4.68 × 10^{12}/L,WBC 7.0 × 10^9/L,N 0.68,L 0.28,Plt 348 × 10^9/L,ESR 75 mm/h。肝肾功能未见异常,胸片 X 线示右侧中等量胸腔积液。

【初步诊断】

右侧结核性渗出性胸膜炎。

【诊断依据】

1. 病史 青年男性,以咳嗽、胸痛为主要表现,伴盗汗、消瘦等结核中毒症状,抗感染治疗无效。

2. 症状 咳嗽伴右侧胸痛,加重伴活动后气促。

3. 体征 右侧呼吸运动度减小,语颤减弱,右侧肩胛线第 8 肋间以下叩诊呈浊音,右下肺呼吸音消失。

4. 检查结果 红细胞沉降率明显增快;胸部 X 线片提示右侧中等量胸腔积液。

【鉴别诊断】

1. 右侧类肺炎性胸腔积液 患者多有发热、咳嗽、咳痰、胸痛等症状,血白细胞升高,中性粒细胞增加伴核左移。胸水呈草黄色或脓性,葡萄糖和 pH 降低,血常规及胸水检查有助诊断。

2. 右侧恶性胸腔积液 以 45 岁以上中老年人多见,有胸部钝痛、咳血丝痰和消瘦等症状,胸水多呈血性、量大、增长迅速,CEA > 20 μg/L,LDH > 500 U/L,胸水脱落细胞检查、胸膜活检、胸部影像学、纤维支气管镜及胸腔镜等检查,有助于进一步诊断和鉴别。

【检查】

1. PPD 试验。

2. 胸水常规、生化、细菌、病理学检验。

3. 必要时胸膜活检。

4.胸部 CT。

【治疗方案】

1.休息,加强支持治疗。
2.积极胸腔穿刺抽液。
3.按"早期、联合、规律、全程、适量"的原则行抗结核治疗。
4.定期复查血常规、肝肾功能和胸部 X 线片。

【建议】

病情严重者建议转上一级医院。

急性上呼吸道感染

【病例】

女性,32 岁,发热、咽痛、咳嗽 2 天。患者 2 天前因受凉后出现发热、咽痛、咳嗽,最高体温达 39.2℃,咳痰。无咯血、胸痛、呼吸困难。到医院就诊,化验血 WBC 6.0×10^9/L,N 0.66,L 0.34,诊断为"上呼吸道感染"。体查:T 38.5℃,P 90 次/分,R 27 次/分,BP 118/70 mmHg,全身浅表淋巴结未触及肿大,心肺无异常,咽部明显充血,扁桃体肿大、充血,表面有黄色脓性分泌物。X 线示无异常。

【初步诊断】

急性上呼吸道感染。

【诊断依据】

1.病史 受凉后出现发热、咽痛、咳嗽。
2.症状 发热、咳嗽、咳痰。
3.体征 咽部明显充血,扁桃体肿大、充血,表面有黄色脓性分泌物。

【鉴别诊断】

1.流行性感冒 流感的全身中毒症状明显,常为高热,39 ~ 40℃,头痛、全身疼痛常见且严重,疲乏虚弱早期出现,可以伴有鼻塞、喷嚏症状,可并发支气管炎、肺炎。
2.急性传染病 很多病毒感染性疾病前期表现类似。如果在上呼吸道症状 1 周内,呼吸道症状减轻但出现新症状,需进行必要的实验室检查,以免误诊。

【检查】

1.血常规:多为病毒性感染,白细胞计数正常或偏低,伴淋巴细胞比例升高。偶见细菌感染,白细胞计数增多。
2.胸片。

3.病原学检查。

【治疗方案】

1.对症治疗　对有急性咳嗽、鼻后滴漏和咽干的患者应给予伪麻黄碱治疗以减轻鼻部充血,亦可局部滴鼻应用。必要时适当加用解热镇痛类药物。

2.抗菌药物治疗　目前已明确普通感冒无需使用抗菌药物。除非有白细胞升高、咽部脓苔、咳黄痰和流鼻涕等细菌感染证据,可选用口服青霉素、第一代头孢菌素、大环内酯类或喹诺酮类。

3.抗病毒药物治疗　利巴韦林和奥司他韦有较广的抗病毒谱,对流感病毒等有较强的抑制作用,可缩短病程。

4.中药治疗　具有清热解毒和抗病毒作用的中药亦可选用,有助于改善症状,缩短病程。

【建议】

病情严重者建议转上一级医院。

心功能不全

【病例】

患者,男,36岁。主诉:反复胸闷、气促1年,加重伴咳嗽、不能平卧1个月余。

现病史:患者自诉1年前起反复于活动、劳累后出现胸闷、气促症状,休息后可缓解,曾在当地县医院住院诊治,诊断为"心功能不全",平时未服药治疗。近1个月来症状反复发作,自觉较以前加重,轻微活动即觉胸闷、气促症状明显,性质同前,有夜间阵发性呼吸困难,不能平卧,伴乏力、纳差、腹胀不适,并逐渐出现双下肢水肿,但无眩晕、黑矇、晕厥,无肢体偏瘫,无胸痛,无畏寒、发热、寒战,无咯血、咳粉红色泡沫痰,无恶心、呕吐、腹痛及腹泻。起病后曾到在当地县医院治疗,但病情仍无明显好转,今为求进一步诊治来我院就诊,门诊以"心悸、水肿查因"收入院。患者精神、饮食、睡眠欠佳,大便正常,小便少,体重增加5 kg。

既往史:有高血压史,最高血压160/140 mmHg,未服药。有高脂血症病史,否认糖尿病史。否认肝炎、结核等传染病史。否认手术、重大外伤、输血史。否认药物及食物过敏史。预防接种史不详。

查体:BP 139/107 mmHg,P 89次/分,R 20次/分,T 36.2℃,肥胖,意识清楚,半卧位,查体合作,口唇轻度发绀,全身皮肤、黏膜无黄染、出血点,全身浅表淋巴结未触及肿大。头颅五官无畸形,双侧瞳孔等大等圆,直径3 mm,对光反射灵敏,双侧颈静脉充盈,颈部无抵抗,气管居中,甲状腺未触及。胸廓对称无畸形,双肺呼吸音清晰,未闻及干湿性啰音,无胸膜摩擦音。心前区无隆起与凹陷,心尖搏动位于左第五肋间锁骨中线外侧1 cm处,心尖搏动无弥散,无抬举感,未触及震颤,心界向左扩大,心率89次/分,节律整齐,各瓣膜听诊器未闻及病理性杂音,未闻及心包摩擦音。周围血管征阴性。腹膨隆,软,无压痛、反跳痛,肝于剑突下4横指,右肋缘下2横指可触及肿大,质地中等,表面光滑,无压痛,肝－颈静脉回流征(＋),移动性浊音阴性,肠鸣音5次/分,双下肢轻度凹陷性水肿,四肢肌张力正常,生理反射存在,病理反射未引出。

入院心电图:窦性心律,Ⅰ度房室传导阻滞,PTFV1 阳性,T 波改变,Ⅰ、aVL、V_5、V_6 导联 T 波低平。

【初步诊断】

1. 心功能不全原因待查。
2. 高血压 2 级高危组。

【诊断依据】

1. 病史 患者,男,36 岁。主诉:反复胸闷、气促 1 年,加重伴咳嗽、不能平卧 1 个月余。
2. 查体 BP 139/107 mmHg,P 89 次/分,R 20 次/分,T 36.2℃,肥胖,意识清楚,半卧位,查体合作,口唇轻度发绀,胸廓对称无畸形,双肺呼吸音清晰,未闻及干湿性啰音,无胸膜摩擦音。心界向左扩大,心率 89 次/分,节律整齐,各瓣膜听诊器未闻及病理性杂音,未闻及心包摩擦音。周围血管征阴性。腹膨隆,软,无压痛、反跳痛,肝于剑突下 4 横指,右肋缘下 2 横指可触及肿大,质地中等,表面光滑,无压痛,肝-颈静脉回流征(+),移动性浊音阴性,肠鸣音 5 次/分,双下肢轻度凹陷性水肿,四肢肌张力正常,生理反射存在,病理反射未引出。
3. 辅助检查 入院心电图:窦性心律,Ⅰ度房室传导阻滞,PTFV1 阳性,T 波改变,Ⅰ、aVL、V_5、V_6 导联 T 波低平。

【鉴别诊断】

1. 高血压性心脏病 此病长期发展可累积心脏,引起心脏扩大,出现心功能不全。目前患者不排除此病,入院后行相关检查助诊。
2. 扩张性心肌病 该病由心肌病引起,临床特征为各心腔扩大,反复出现心力衰竭及心律失常,心脏超声可协助诊断。目前患者不排除此病,入院后行相关检查助诊。
3. 冠心病 该病常见症状多表现为胸闷、心悸及胸痛,常与活动相关,心电图可发现心肌缺血,活动平板试验阳性,冠脉造影可明确诊断,目前患者不排除此病,入院后行相关检查助诊。
4. 风湿性心脏病 患者常有多年风湿热病史,长期发展病变累及心脏瓣膜引起一系列心功能不全表现,典型体征为心脏瓣膜杂音,心脏彩超可明确诊断。该患者考虑此病依据不足。
5. 肺源性心脏病 该病为长期慢性阻塞性肺部疾病引起,病变主要累及右心,临床症状主要以右心功能不全为主,常合并肺动脉高压,胸片、心脏彩超可协助诊断。患者不考虑该病。

【检查】

动态血压、心脏超声、胸片。

【治疗方案】

1. 病因治疗 去除基本病因,如高血压、先心病等;去除诱因,如呼吸道感染、快速心律失常、电解质紊乱、情绪激动。
2. 一般治疗 清淡饮食、注意休息、控制钠盐、适当水分摄入。

3. 对症治疗 控制血压、改善冠脉供血、纠正贫血。利尿剂如呋塞米、螺内酯、氢氯噻嗪；血管紧张素转化酶抑制剂如卡托普利、依那普利等；β 受体阻滞剂如比索洛尔、美托洛尔、卡维洛尔；洋地黄制剂如地高辛、毛花苷 C（西地兰）。

【建议】

病情严重者建议转上一级医院。

阵发性室性心动过速

【病例】

患者，女，36 岁，主诉：反复心悸 15 年，再发 1 天。

现病史：患者自诉近 15 年来无明显诱因反复出现心悸症状，阵发性发作，有突发突止的特点，每次发作时间不等，发作程度不一，一般做 VaSaVal 动作后缓解，较重时需就诊经静脉推注异搏定针后缓解，发作无规律，曾诊断为"阵发性室上性心动过速"，但患者未系统诊治，病情反复发作。昨日患者无诱因再次出现心悸症状，伴有胸部闷痛、乏力、气促、出汗，随即送往我院就诊，诊断为"室上性心动过速"并予以静脉推注维拉帕米针后缓解，发作时间持续约 1 小时。患者为求进一步诊治，门诊以"阵发性室上速"收住我科。病程中一般情况尚可，1 天来无头晕、黑曚、晕厥，无意识丧失、口吐白沫、四肢抽搐，无呼吸困难，无肢体偏瘫等症状，无畏寒、发热、寒战，无咳嗽、咳痰、咳粉红色泡沫痰，夜间能平卧，无恶心、呕吐、腹痛及腹泻。患者精神、饮食、睡眠尚可，二便正常，体重无明显改变。

既往史：有室上性心动过速病史。否认糖尿病、高血压病病史。曾车祸致右肱骨粉碎性骨折并行手术治疗，现已治愈。否认输血史。否认肝炎、结核等传染病史。否认药物及食物过敏史。预防接种史不详。

查体：BP 100/68 mmHg，P 72 次/分，R 20 次/分，T 36.5℃，营养中等，意识清楚，查体合作，全身皮肤、黏膜无黄染、出血点，全身浅表淋巴结未触及肿大。头颅五官无畸形，双侧瞳孔等大等圆，直径 3 mm，对光反射灵敏，口唇无发绀，颈静脉无怒张，颈部无抵抗，气管居中，甲状腺未触及。胸廓对称无畸形，双肺呼吸音清晰，未闻及干湿性啰音，无胸膜摩擦音。心前区无隆起与凹陷，心尖搏动位于左第五肋间锁骨中线内侧 0.5 cm 处，心尖搏动无弥散，无抬举感，未触及震颤，心界无扩大，心率 72 次/分，节律整齐，各瓣膜听诊器未闻及病理性杂音，未闻及心包摩擦音。周围血管征阴性。腹平软，无压痛、反跳痛，未触及包块，肝脾未触及，肝肾区无叩痛，移动性浊音阴性，肠鸣音 5 次/分，双下肢无水肿，四肢肌力为 V 级，生理反射存在，病理反射未引出。

辅助检查：入院心电图：窦性心律，正常心电图。昨日门诊心电图示：室上性心动过速。

【初步诊断】

阵发性室性心动过速。

【诊断依据】

1. 病史　患者,女,36 岁,主诉:反复心悸 15 年,再发 1 天。既往史:有室上性心动过速病史。

2. 查体　BP 100/68 mmHg,P 72 次/分,R 20 次/分,T36.5℃,意识清楚,查体合作,双肺呼吸音清晰,未闻及干湿性啰音,无胸膜摩擦音。心界无扩大,心率 72 次/分,节律整齐,各瓣膜听诊器未闻及病理性杂音,未闻及心包摩擦音。周围血管征阴性。腹平坦,软,无压痛、反跳痛,未触及包块,双下肢无水肿,四肢肌力为Ⅴ级,生理反射存在,病理反射未引出。

3. 辅助检查　入院心电图:窦性心律,正常心电图。昨日门诊心电图示:室上性心动过速。

【鉴别诊断】

1. 窦性心动过速　心电图表现:P – QRS – T 波群规律出现,符合窦性心律的心电图表现,但心率超过 100 次/分,发作时无突发突止特点,此患者不支持此病。

2. 非阵发性交界区心动过速　心电图表现:ORS – T 波群规律出现,频率 70 ~ 150 次/分,QRS 波前或之后可见逆行 P 波。发作时无突发突止特点,目前患者暂不考虑此病。

【检查】

生化、心电生理检查、心脏超声、胸片等。

【治疗方案】

1. 临床症状不明显,血流动力学稳定,首选利多卡因、胺碘酮、普罗帕酮。
2. 血流动力学改变者应拳击心前区、直流电复律、心室起搏器。
3. 择期行心内电生理检查及射频消融术。
4. 请示上级医师指导诊疗。

【建议】

病情严重者建议转上一级医院。

高血压

【病例】

患者,男,48 岁,主诉:发现血压升高 1 年,头晕 10 天。

现病史:患者 1 年前体检时发现血压升高,具体不详,之后曾多次测血压,均发现血压升高,因无不适,未予系统诊治。近 10 天来无明显诱因反复出现头晕症状,每次发作 1 ~ 2 分钟,经休息后缓解,但症状反复发作,患者到当地卫生院就诊,测血压200/110 mmHg,诊断为高血压,予以住院治疗,经治疗后血压仍波动于 140 ~ 160/80 ~ 100 mmHg,头晕症状未见好转,为求进一步诊治,今日到我院门诊就诊,门诊以“高血压原因待查”收住我科。病程中一般情况尚可,无呃逆、反酸,无晕厥、头痛、黑矇,无肢体偏瘫、肢体活动障碍,无胸痛、心悸、胸闷、呼吸困难,无畏寒、发热、寒战,无咳嗽、咳痰,无咳粉红色泡沫痰、咯血,夜间可平卧,无血尿、水肿,无多饮、多食、多尿。睡眠饮食尚可,二便正常,体重无明显改变。

既往史:发现血压升高 1 年,未规律服药治疗。否认糖尿病、冠心病病史。否认手术、重大外伤、输血史。否认肝炎、结核等传染病史。否认药物及食物过敏史。预防接种史不详。

查体:BP 140/90 mmHg,P 80 次/分,R 20 次/分,T 36.7℃,营养中等,意识清楚,自动体位,查体合作,全身皮肤、黏膜无黄染、出血点,全身浅表淋巴结未触及肿大。头颅五官无畸形,双侧瞳孔等大等圆,直径 3 mm ,对光反射灵敏,口唇无发绀,颈静脉无怒张,颈部无抵抗,气管居中,甲状腺未触及。胸廓对称无畸形,双肺呼吸音清晰,未闻及干湿性啰音,无胸膜摩擦音。心前区无隆起与凹陷,心尖搏动位于左第五肋间锁骨中线外侧 1.0 cm 处,心尖搏动无弥散,无抬举感,未触及震颤,心界扩大,心率 80 次/分,节律整齐,二尖瓣听诊区可闻及 3/6 级收缩期杂音,未闻及心包摩擦音。周围血管征阴性。腹平坦,软,无压痛、反跳痛,未触及包块,肝脾未触及,肝肾区无叩痛,移动性浊音阴性,肠鸣音 5 次/分,双下肢无水肿,四肢肌力为 V 级。生理反射存在,病理反射未引出。

辅助检查:入院心电图:窦性心律,正常心电图。

【初步诊断】

高血压原因待查。

【诊断依据】

1.病史　患者,男,48 岁,主诉:发现血压升高 1 年,头晕 10 天。

2.查体　BP 140/90 mmHg,P 80 次/分,R 20 次/分,T 36.7℃,意识清楚,自动体位,查体合作,胸廓对称无畸形,双肺呼吸音清晰,未闻及干湿性啰音,无胸膜摩擦音。心前区无隆起与凹陷,心尖搏动位于左第五肋间锁骨中线外侧 1.0 cm 处,心尖搏动无弥散,无抬举感,未触及震颤,心界扩大,心率 80 次/分,节律整齐,二尖瓣听诊区可闻及 3/6 级收缩期杂音,未闻及心包摩擦音。周围血管征阴性。腹平坦,软,无压痛、反跳痛,未触及包块,双下肢无水肿,四肢肌力为 V 级。生理反射存在,病理反射未引出。

3.检查　入院心电图:窦性心律,正常心电图。

【鉴别诊断】

1.肾性高血压　此类高血压多继发于肾脏原发病,临床表现为主要肾脏原发病系统的症状和体征,如尿少、水肿、血尿等。降压药物效果差。查体可有高血压,肾性面容,水肿等症状。肾功能检查示肌酐、尿素氮升高。肾小球滤过率下降等。患者症状、体征与之不符,故可排除此病。

2.肾血管性高血压　因肾血管病引起,在手术纠正血管病变后,高血压得到治愈的继发性高血压。25 岁以下,血压持续升高或呈恶性高血压者,60 岁以上突然发生的高血压和腹部出现血管杂音者均提示有肾性高血压的可能。肾血管多普勒、肾动脉造影可明确诊断。患者症状、体征与之不符,故可排除此病。

3.嗜铬细胞瘤　多以阵发性激烈头痛伴恶心、呕吐、大汗、心悸为主。有时血压高引起反射性心动过缓。对于近期急剧进展的高血压,弯腰、运动或腹部触诊诱发的血压波动应考虑此病。尿中测儿茶酚胺为阳性,腹部 CT 定位等检查可以诊断此病。患者症状、体征与之不符,故可排除此病。

【检查】

生化、心脏超声、动态血压、肾血管多普勒、腹部 CT 检查。

【治疗方案】

1. 非药物治疗:减轻体重,减少钠盐摄入,补充钙盐和钾盐,戒烟限酒,增加运动。
2. 药物治疗:利尿剂如氢氯噻嗪、呋塞米、螺内酯;血管紧张素转化酶抑制剂如卡托普利、依那普利等;血管紧张素 Ⅱ 受体阻滞剂如氯沙坦、替米沙坦等;钙离子拮抗剂如硝苯地平、尼群地平等;β 受体阻滞剂如美托洛尔、比索洛尔、阿替洛尔等。
3. 高血压急症的处理:迅速降压,控制性降压,合理使用降压药,如硝普钠、硝酸甘油等。
4. 请示上级医师指导诊疗。

【建议】

1. 注意个人行为习惯的改变,如低盐低脂饮食、禁烟忌酒等。
2. 清淡饮食、避免从事危险的工作、不参与危险运动、学会自我监测血压、按医嘱规律用药。
3. 开展血压普查和监测,发现血压升高及时就医。

冠心病

【病例】

患者,男,62 岁,主诉:突发胸痛 4 小时余。

现病史:患者于 4 小时前突发胸部疼痛,位于胸前区,范围广泛,呈压榨痛,疼痛剧烈,伴出汗,疼痛反射到双侧肩部,起病后患者休息后症状无好转,自行开车到我院就诊,行心电图,提示急性心肌梗死,按冠心病心肌梗死治疗后,其胸痛明显好转,但未完全缓解,复查心电图示 ST 段仍抬高。为进一步诊治,以急性心肌梗死收住心内科,因心内科无空床,故转入 ICU 病房抢救治疗。病程中无晕厥,无肢体偏瘫,无畏寒、发热,无咳嗽、咳痰、咯血,无恶心、呕吐、呕血。精神差,未进饮食,未解大小便。体重未测量。

既往史:有高血压病史,未规律服药。有胆囊结石、肾结石病史。曾患乙型肝炎,自诉已治愈。否认有结核病史。否认有手术、外伤史,否认有输血史。否认有药物及食物过敏史。曾行预防接种,具体不详。

查体:意识清楚,精神欠佳,对答切题,查体合作,自动体位,可平卧。全身皮肤、黏膜无苍白、黄染,全身浅表淋巴结未扪及肿大。头颅五官无畸形,双侧瞳孔等大等圆,直径 3 mm ,对光反射灵敏,口唇无发绀,咽无充血,扁桃体无肿大。颈静脉无怒张,颈软,无抵抗,气管居中,甲状腺未触及。胸廓对称无畸形,双肺呼吸音稍粗,右肺底可闻及少许湿性啰音。心前区无隆起与凹陷,心尖搏动位于左第五肋间锁骨中线内侧 0.5 cm 处,心尖搏动无弥散,无抬举感,未触及震颤,心界无扩大,心率 82 次/分,律齐,心音稍弱,各瓣膜听诊器未闻及病理性杂音。腹平坦,腹壁未见静脉曲张,未见胃肠型及蠕动波,腹软,无压痛、反跳痛,未触及包块,肝脾未触及,墨菲征阴性,肝肾区无叩痛,移动性浊音阴性,肠鸣音 4 次/分,未闻及气过水声。四肢无畸形,肌张力正常。双下肢无水肿。生理反射存在,病理反射未引出。生命征监护示:BP 164/97 mmHg,P 82 次/分,R16 次/分,T 37.0℃,SPO$_2$:98%。

辅助检查 入院心电图:窦性心律,Ⅱ、Ⅲ、aVF、V$_2$ ~ V$_6$ 导联 ST 段上抬 > 0.1 mV。门诊 23:39 心电图:窦性心律,Ⅱ、Ⅲ、aVF、V$_5$ ~ V$_9$ 导联 ST 段上抬 > 0.1 mV。门诊心肌酶:正常。肌钙蛋白正常。

【初步诊断】

1. 冠状动脉粥样硬化性心脏病,心功能 Killip 分级 Ⅱ级。
2. 高血压 2 级极高危组。

【诊断依据】

1. **病史** 患者,男,62 岁,主诉:突发胸痛 4 小时余。既往史:有高血压病史,未规律服药,血压高。

2. **查体** 意识清楚,精神欠佳,对答切题,查体合作,自动体位,可平卧。胸廓对称无畸形,双肺呼吸音稍粗,右肺底可闻及少许湿性啰音。心界无扩大,心率 82 次/分,律齐,心音稍弱,各瓣膜听诊器未闻及病理性杂音。腹平坦,腹壁未见静脉曲张,未见胃肠型及蠕动波,腹软,无压痛、反跳痛,未触及包块。双下肢无水肿。生理反射存在,病理反射未引出。生命征监护示:BP 164/97 mmHg,P 82 次/分,R 16 次/分,T 37.0℃,SPO$_2$:98%。

3. **辅助检查** 入院心电图:窦性心律,Ⅱ、Ⅲ、aVF、V$_2$ ~ V$_6$ 导联 ST 段上抬 > 0.1 mV。门诊 23:39 心电图:窦性心律,Ⅱ、Ⅲ、aVF、V$_5$ ~ V$_9$ 导联 ST 段上抬 > 0.1 mV。门诊心肌酶:正常。肌钙蛋白正常。

【鉴别诊断】

1. **心绞痛** 本病以发作性胸痛为主要临床表现,不典型者也可表现为胸闷不适,发作多由体力劳动或情绪激动所激发。一般持续 3 ~ 5 分钟,停止诱发因素后缓解,舌下含服硝酸甘油也能在几分钟内缓解,症状发作时心电图有缺血性 ST - T 改变。心电图负荷试验可诱发心肌缺血。冠脉 CT 及冠脉造影可确诊此病。据患者目前症状及心电图改变不考虑此病可能。

2. **冠心病急性心肌梗死** 本病症状可有胸痛,不典型可表现为胸闷不适,症状可与心绞痛相似,但症状持续时间长,心电图可有特征性改变。心肌损伤标记物升高,本例患者胸痛特点及心电图目前考虑此病可能,入院后要动态观察心肌酶、心电图等助诊。

3. **主动脉夹层** 本病多发生于高血压患者及有外伤史的患者,疼痛一开始即达高峰,有持续性撕裂样剧烈疼痛,常放射到背部、腹部、腰部与下肢,上下肢可发生麻木感或偏瘫,双上肢的血压可有明显差别,有时出现主动脉瓣关闭不全的体征,心电图无改变,心肌酶正常,动脉 CT 可见主动脉分层改变,患者症状体征与之不符,故可排除此病。

【检查】

血气分析、血常规、生化等,动态观察心肌酶、心肌梗死标志物、心电图。

【治疗方案】

1. 入院后给予持续心电监护、血氧饱和度监测,必要时床旁气管插管、呼吸机支持呼吸。

2. 给予行静脉溶栓治疗使用链激酶、重组组织型纤溶酶原激活剂,并给予降压、抗凝、抗血小板凝集、降低心肌耗氧量、防治心室重构及冠心病二级预防、保护胃黏膜、营养心肌等对症支持治疗。

3. 请示上级医师指导治疗。

4. 向患者家属详细交代病情告病危及诊疗计划。

【建议】

1. 控制血压、血电解质水平、改善饮食。

2. 避免过度劳累,预防呼吸道感染,指导患者学会自我监测病情,出现不适及时随诊。

3. 病情严重者建议转上一级医院。

感染性心肌炎

【病例】

患者,女,36 岁,主诉:咽痛、乏力 1 个月,加重伴流涕、干咳、心悸、头晕 1 周。

现病史:患者 1 个月前受凉后出现咽痛,伴全身乏力,无胸痛、胸闷、无发热,无咳嗽咳痰,无关节酸痛,曾在普洱市中医院住院治疗,考虑"心肌炎",治疗后咽痛较前好转,但仍有全身乏力、酸软。1 周前无明显诱因下出现流涕,干咳,伴心悸,头晕,无胸闷、胸痛,无呼吸困难,无黑朦、晕厥,至我院门诊就诊,门诊查心肌酶肌酸激酶同工酶高,为求进一步诊治,门诊以"感染性心肌炎"收住院。自起病,有干咳,无咳痰,无黑朦、晕厥,无水肿、尿少、腹胀,无肢体偏瘫等症状。患者精神饮食睡眠欠佳,二便正常,体重无明显改变。

既往史:身体状况一般。否认糖尿病、高血压病、冠心病病史。曾行剖宫产手术,否认重大外伤史、输血史。否认肝炎、结核、伤寒、疟疾等传染病及其接触史。否认药物及食物过敏史。预防接种史不详。

查体:BP 120/80 mmHg,P 86 次/分,R 20 次/分,T 36.3℃,一般情况欠佳,意识清楚,查体合作,全身皮肤、黏膜无黄染、出血点,全身浅表淋巴结未触及肿大。头颅五官无畸形,双侧瞳孔等大等圆,直径 3 mm,对光反射灵敏,口唇无发绀,颈静脉无怒张,颈部无抵抗,气管居中,甲状腺未触及。胸廓对称无畸形,双肺呼吸音清晰,未闻及干湿性啰音,无胸膜摩擦音。心前区无隆起与凹陷,心尖搏动位于左第五肋间锁骨中线外侧 0.5 cm 处,心尖搏动无弥散,无抬举感,未触及震颤,心界扩大,心率 86 次/分,节律齐,各瓣膜听诊器未闻及病理性杂音,未闻及心包摩擦音。周围血管征阴性。腹平软,无压痛、反跳痛,未触及包块,肝脾未触及,肝肾区无叩痛,移动性浊音阴性,肠鸣音 5 次/分,双下肢无水肿,四肢肌力为 Ⅴ 级,生理反射存在,病理反射未引出。

辅助检查:入院心电图:窦性心律,T 波改变。CK - MB:32 U/L,CK 正常,肝功能、肾功能未见异常。24 小时动态心电图示:全天为窦性心律,房性早搏,部分 T 波 Ⅱ、Ⅲ、aVF、$V_3 \sim V_6$

低平或倒置。

【初步诊断】

心悸待查:感染性心肌炎?

【诊断依据】

1. 病史　患者,女,36 岁,主诉:咽痛、乏力 1 个月,加重伴流涕、干咳、心悸、头晕 1 周。

2. 查体　BP 120/80 mmHg,P 86 次/分,R 20 次/分,T 36.3℃,一般情况欠佳,意识清楚,查体合作,双肺呼吸音清晰,未闻及干湿性啰音,无胸膜摩擦音。心界扩大,心率 86 次/分,节律齐,各瓣膜听诊器未闻及病理性杂音,未闻及心包摩擦音。腹平软,无压痛、反跳痛,未触及包块,双下肢无水肿,四肢肌力为 V 级,生理反射存在,病理反射未引出。

3. 检查　入院心电图:窦性心律,T 波改变。CK - MB:32 U/L,CK 正常,肝功能、肾功能未见异常。24 小时动态心电图示:全天为窦性心律,房性早搏,部分 T 波 Ⅱ、Ⅲ、aVF、$V_3 \sim V_6$ 低平或倒置。

【鉴别诊断】

1. 急性心包炎　表现为急性胸痛,胸痛同时伴随发热及白细胞升高,并在发病当天,甚至几个小时内出现心包摩擦音,疼痛常于深呼吸时加重,坐起向前俯身时减轻,心电图多数导联有 ST 段抬高,而除 aVR 外其他导联均无 ST 段压低,QRS 波群无明显改变,血清心肌酶无明显改变,患者症状体征与之不符,故可排除此病。

2. 肺动脉栓塞　表现为持续性胸痛,伴发绀、呼吸困难、休克等症状,但发热于白细胞增多在 24 小时内升高,体征可发现肺动脉瓣区第二音亢进,心电图提示:Ⅰ导联 S 波加深,Ⅲ导联 Q 波显著,心前区导联过渡区左移,右胸导联上 T 波倒置,肺部 CT 及肺血管造影可助诊断,患者症状体征与之不符,故可排除此病。

3. 主动脉夹层　本病多发生于高血压患者及右外伤史的患者,疼痛一开始即达高峰,有持续性撕裂样剧烈疼痛,常放射到背部、腹部、腰部与下肢,上下肢可发生麻木感或偏瘫,双上肢的血压可有明显差别,有时出现主动脉瓣关闭不全的体征,心电图无改变,心肌酶正常,动脉 CT 可见主动脉分层改变,患者症状体征与之不符,故可排除此病。

【检查】

动态心电图、心脏超声、胸片、心肌酶监测。

【治疗方案】

入院后对患者进行病情评估,评估等级为病重,告知患者家属病情及预后风险,家属表示理解,并签字,据评估予以下治疗:

1. 一般治疗:卧床休息;易消化、富含维生素饮食。

2. 予以营养心肌、增强免疫力等对症治疗。

3. 抗病毒治疗:干扰素、板蓝根、连翘等。

4. 请示上级医师指导诊治。

【建议】

病情严重者建议转上一级医院。

肝硬化合并出血

【病例】

患者,男,40 岁。因"反复腹胀,腹泻,乏力 1 年余,黑便 3 次"入院。

患者 1 年来反复出现腹胀,腹泻,多在餐后发作,尤以进食油腻食物为甚。偶有反酸、嗳气,大便黄,每天 3 次,不含黏液脓血。院外未治疗。感乏力,以劳动强度增加时尤为明显。入院当天,无明显诱因出现黑便 3 次,总量约 300 克,伴头晕,出冷汗。乙肝病毒感染史 5 年。否认其他病史及药物过敏史。其母有乙肝病毒感染,现身体健康,其父健在。

体格检查:T 38℃,P 100 次/分,R 22 次/分,BP 100/60 mmHg,一般情况差,慢性病容,面色晦暗,巩膜轻度黄染,全身皮肤黏膜无出血及淤斑、淤点,颈部可见 2 枚蜘蛛痣。浅表淋巴结无肿大,双肺呼吸音粗,心率 100 次/分,律齐,未闻及病理性杂音。腹部饱满,腹壁静脉曲张,肝肋下 2 cm 可触及,质软,无压痛,脾左肋下 3 cm 触及,质软,腹部移动性浊音阳性,双下肢踝关节轻度水肿。院外未治疗,收入院。

【初步诊断】

1. 肝硬化合并出血。
2. 乙肝肝炎。

【诊断依据】

1. 病史　中年男性患者,慢性病程。"反复腹胀,腹泻,乏力 1 年余,黑便 3 次"。患者乙肝病毒感染 5 年。

2. 症状　反复腹胀,腹泻,怕油腻食物,反酸,嗳气,平素大便呈黄色;乏力。入院当日解黑便 3 次,伴头晕,出冷汗。

3. 体征　肝病面容,巩膜黄染;颈部可见 3 枚蜘蛛痣;腹部饱满,腹壁静脉曲张,脾左肋下 3 cm 可触及,腹部移动性浊音阳性;双下肢踝关节轻度水肿。

【鉴别诊断】

1. 其他原因所致的肝大　肝癌和脂肪肝。血 AFP、肝脏 B 超有助于协助诊断,必要时可做肝穿刺活检鉴别。

2. 血吸虫病晚期　该病患者出现肝门静脉高压,脾功能亢进和腹水表现。可根据患者有无寄生虫接触史,行直肠黏膜活体组织检查可排除。

3. 其他原因引起的上消化道出血　常见消化性溃疡并发出血。必要时行胃镜检查可排除。

4. 腹水的鉴别　肝硬化腹水为漏出液。根据病史及临床表现,有关检查和腹水检查即可鉴别,必要时行腹腔镜检查即可确诊。

【检查】

1. 血常规 红细胞计数和血红蛋白含量,白细胞计数和血小板。
2. 肝功能实验 ①人血清白蛋白;②凝血酶原时间;③转氨酶,胆红素;④总胆固醇及胆固醇,血氨;⑤肌酐,尿素氮;⑥电解质;⑦反映肝纤维化的血清指标。
3. 血清免疫学检查 ①甲胎蛋白。②病毒性肝炎标记物测定。
4. 超声检查 观察肝脏的大小,外形及脾脏的外形和门脉的改变。
5. 腹水检查 明确腹水的病因。

【治疗方案】

1. 药物治疗
（1）抗纤维化药物:常用秋水仙碱。
（2）保护肝细胞药物:常用还原型谷胱甘肽。
2. 腹水治疗
（1）腹水的一般治疗:控制水和钠的摄入,常用螺内酯和呋塞米联用利尿,对于低蛋白血症患者,可输注白蛋白,提高血浆胶体渗透压。
（2）对于难治性腹水患者,建议尽快转上级医院治疗。
3. 并发症的治疗 若患者出现并发症(胃底食管静脉破裂出血,自发性细菌性腹膜炎,肝肾综合征,肝肺综合征)尽快转上级医院治疗。
4. 外科治疗 肝移植(转上级医院接受手术）。

【建议】

1. 若患者腹水为难治性腹水,所处环境无治疗条件,尽快转诊上级医院。
2. 若患者出现并发症,尽快转诊上级医院治疗。

功能性消化不良

【病例】

患者,女,30 岁。间歇性上腹痛 1 年。

患者于一年前出现间歇性上腹胀痛,以剑突下疼痛为主,有时牵及两肋部,不伴有吞咽困难、呕吐、腹泻等症状,食欲正常。反复发作,每次持续 1~4 个月不等。曾先后行胃镜、B 超及 X 线检查未发现食管、胃肠及肝、胆、胰、脾有器质性病变。曾服用吗叮啉、雷尼替丁、奥美拉唑、铋剂等多种药物,症状可缓解或消失,但易复发。

查体:T 37.5℃,P 90 次/分,R 22 次/分,BP 100/70 mmHg,一般情况良好,巩膜无黄染,全身皮肤黏膜无出血及淤斑淤点。浅表淋巴结无肿大,双肺呼吸音清晰,心率 90 次/分,律齐,未闻及病理性杂音。腹平、软,无压痛,脾左肋下未触及,腹部移动性浊音阴性,双下肢踝关节无水肿。未见其他异常。

【初步诊断】

功能性消化不良。

【诊断依据】

1. 病史　中青年女性患者,慢性病程。间歇性上腹痛,反复发作,无消瘦、贫血、呕血、黑粪、吞咽困难、黄疸、腹部包块症状和体征。
2. 体格检查　未见异常。

【鉴别诊断】

1. 消化性溃疡　此病症状可与功能性消化不良相似,但是消化性溃疡行胃镜检查可见器质性病变,活动期可有黑便或大便隐血阳性。可通过相关检查鉴别。
2. 胃癌　多出现近期消化不良症状并进行性加重,可伴消瘦、贫血、黑粪、腹部肿块等表现,与本病不似。也可通过胃镜鉴别。
3. 胆道疾病　可表现上腹或右上腹痛,疼痛程度相对较重,阵发性发作,伴有呕吐、黄疸等症状,与本病不似。也可行 B 超鉴别诊断。

【检查】

胃镜、B 超、X 线检查均未发现器质性病变。

【治疗方案】

1. 一般治疗　注意休息,合理膳食,忌辛辣刺激性食物。
2. 药物治疗　常用促胃肠动力药,常用药物有:多潘立酮或莫沙必利

【建议】

在医疗条件有限不能明确诊断情况下,尽快转上级医院行相关检查确诊。

急性胃肠炎

【病例】

男,20 岁,因"发热,呕吐,腹泻,腹痛 2 天"就诊。

患者 2 天前吃火锅后 2 小时觉上腹部胀痛,呕吐胃内容物 5 次,1 天前发热,体温 38℃,腹泻,为水样便。每天 6 次,伴排便前脐周痛,排便后缓解。自行服用氟哌酸无好转。院外未就诊。

体格检查:T 38.5℃,P 110 次/分,BP 86/60 mmHg,痛苦病容,腹软,上腹及脐周压痛,肠鸣音 8~10 次/分。

【初步诊断】

急性胃肠炎。

【诊断依据】

1. 病史 急性起病,进食不洁食物(此处疑为火锅)2 小时后出现症状。
2. 症状 临床表现出上腹不适,脐周痛,恶心,呕吐,伴有肠炎的表现而又腹泻,为水样便。
3. 体征 出现脐周压痛,肠鸣音亢进。

【鉴别诊断】

1. 急性胆囊炎 常在进食油腻食物后急性起病,出现右上腹剧烈绞痛,阵发性加剧,疼痛常放射至右肩或右背部。查体可见右上腹压痛,Murphy 征阳性。B 超可助于鉴别。
2. 急性胰腺炎 多有暴饮暴食史,发病急,主要表现为上腹剧烈疼痛,并可向腰背部放射,可伴恶心、呕吐,吐后疼痛无缓解。严重时可有腹膜炎体征。行血、尿淀粉酶检查及 B 超检查可鉴别。

【检查】

1. 血常规:血、尿淀粉酶;尿常规;大便常规及大便潜血实验。
2. 肝肾功能,电解质检查。
3. 吹气实验、胃镜检查。

【治疗方案】

1. 去除病因,卧床休息。清淡流质饮食,避免刺激性食物。
2. 若有幽门螺杆菌感染,则需应用抗生素治疗。
3. 减少胃酸分泌,常用药物是 H_2 受体拮抗剂或质子泵抑制剂(如奥美拉唑、泮托拉唑)。
4. 保护胃黏膜,常用药物是西咪替丁或雷尼替丁。
5. 静脉输液纠正水、电解质和酸碱平衡。
6. 腹痛者给予 654 - 2 治疗。
7. 发热者可予物理性降温(酒精擦浴),亦可药物降温。

【建议】

内科治疗控制病情,出院后注意停止使用对胃刺激大的食物。若治疗效果不佳,尽快转诊上级医院,行胃镜检查治疗。

慢性胃炎

【病例】

患者,女,25 岁。因"间歇性上腹隐痛,餐后饱胀伴嗳气、恶心 2 年"就诊。

患者 2 年来反复出现上腹部隐痛,与饮食无明显关系,餐后饱胀伴嗳气、恶心,以晨间空腹时明显,无季节、气候相关性。未作规律治疗。食欲大小便正常。

体格检查:T 36.5℃,P 76 次/分,BP 100/76 mmHg,心肺腹检查未见异常。历年来多次查血常规及生化,肝功,血糖,血脂正常,腹部 B 超无异常发现。

【初步诊断】

慢性胃炎。

【诊断依据】

1.病史 青年女性患者,慢性病史,症状反复出现。
2.症状 2 年来反复上腹部隐痛,餐后出现饱胀及嗳气、恶心等消化不良症状,无季节、气候相关性。
3.体征 患者无明显体征。
4.检查结果 患者曾多次行血常规及生化,肝功、血糖、血脂检查均正常。未曾行胃镜检查。

【鉴别诊断】

1.消化性溃疡 该病患者多有上腹疼痛,呈慢性反复发作性、季节性和节律性,多与进餐相关。必要时行胃镜检查排外。
2.急性胆囊炎 本患者临床表现和体征不符合典型急性胆囊炎。可行 B 超鉴别。
3.急性胰腺炎 本患者临床表现及体征不支持,血、尿淀粉酶正常,可除外急性胰腺炎。
4.急性阑尾炎 本患者无转移性腹痛表现,查体无右下腹压痛,外周血细胞正常,故不支持急性阑尾炎诊断。

【检查】

1.胃镜及活组织检查 明确病例分型及判断有无癌前病变出现。
2.幽门螺杆菌检查 以增加诊断的可靠性。
3.自身免疫性胃炎的相关检查 对疑似自身免疫性胃炎的患者给予自身抗体检验。
4.腹部 B 超 除外急性胆囊炎、急性胰腺炎等。

【治疗方案】

1.规律生活,调整饮食习惯,多运动,保持心情舒畅。
2.根除幽门螺杆菌:用于幽门螺杆菌引起的慢性胃炎患者(联合用药:奥美拉唑,克拉霉素,阿莫西林)。
3.对症治疗
(1)给予促胃肠动力药,抑酸或抗酸药,胃黏膜保护药。
(2)患者疼痛剧烈时可予解痉止痛剂对症处理:常用 654 – 2。

【建议】

1.治疗后要注意定期胃镜复查,血常规,肝肾功能检查。
2.若胃镜下检查伴有癌前病变者,建议尽快转诊上级医院。

急性胰腺炎

【病例】

患者,男性,30岁。因"持续性上腹胀痛伴呕吐胃内容物10小时余"入院。

患者入院前一天晚大量饮酒,于当晚10时突感上腹胀痛,为持续性疼痛,呈渐进性加重,向左腰背部放射,伴呕吐胃内容物,吐后腹痛无缓解,前倾坐位时疼痛可减轻。无发热、腹泻,无尿频、尿急、尿痛和肉眼血尿。外院未诊治。起病以来,精神差,未进食,二便正常。既往有胆囊炎,胆石症病史。

体格检查:T 38.7℃,R 24次/分,P 110次/分,BP 90/60 mmHg。急性痛苦貌,意识清楚,皮肤、巩膜轻度黄染,腹饱满,软,上腹压痛明显,无反跳痛,肝脾未触及,肝区,肾区无叩击痛,肠鸣弱,未闻及异常肠鸣音。

【初步诊断】

急性胰腺炎。

【诊断依据】

1. 病史　中年男性,急性起病。起病前一晚大量饮酒后,持续性上腹胀痛伴呕吐胃内容物10小时余。

2. 症状　突感上腹胀痛,持续性疼痛,可向左腰背部放射,前倾坐位时可减轻,伴呕吐胃内容物,吐后腹痛无缓解。

3. 既往史　患者既往有胆囊炎,胆石症病史。

4. 体征　皮肤、巩膜轻度黄染,上腹压痛明显,Murphy征阳性,肝区,肾区无叩击痛,肠鸣音弱。余无异常。

【鉴别诊断】

1. 消化性溃疡急性穿孔　一般有溃疡病史,腹痛突然加重,腹肌紧张,肝浊音界消失,X线检查发现膈下游离气体。可通过临床表现及射线检查鉴别。

2. 心肌梗死　该病多有冠心病史。突然起病,有时疼痛局限于上腹部,实验室检查示:血清心肌酶学升高、肌钙蛋白阳性;血、尿淀粉酶正常,心电图显示心肌梗死。

3. 急性胆囊炎及胆石症　常有胆绞痛病史,疼痛位于右上腹,常放射至右肩部,Murphy征阳性,血、尿淀粉酶可轻度升高。腹部B超、CT可明确诊断。

4. 急性肠梗阻　腹痛为阵发性,呕吐、腹胀,无排气,肠鸣音亢进,可见肠型。腹部X线可发现液气平面。

【检查】

1. 血生化检查　血常规,尿常规,血生化检查。

2. 淀粉酶　血清淀粉酶检查,若就诊较晚的患者可加行尿淀粉酶检测。血清淀粉酶升高时间为 6 ~ 12 小时,持续 3 ~ 5 天,血清淀粉酶超过正常值 3 倍,诊断此病;尿淀粉酶升高时间为 12 ~ 14 小时,持续 7 ~ 14 天。

3. 血清脂肪酶　适用于就诊较晚的患者,血清脂肪酶升高时间为 24 ~ 72 小时,持续 7 ~ 10 天。

4. B 超　一方面可了解有无胰腺水肿、坏死、囊肿等;另一方面可与其他急腹症做鉴别诊断。

5. CT 与磁共振　有条件可进行该检查。

【治疗方案】

1. 一般治疗
(1)监护:轻型胰腺炎常规护理,积极治疗。若转为重型胰腺炎,应尽快转上级医院治疗。
(2)支持治疗:补充血容量,维持水、电解质、酸碱平衡,维持能量供应。
(3)止痛:若有条件可注射哌替啶。但禁用吗啡和胆碱能受体拮抗剂。
2. 抑制胰液分泌
(1)禁食和给予胃肠减压。
(2)运用 H_2 受体阻滞药:常用雷尼替丁。
3. 抑制胰酶活性　常用药物有抑肽酶和牛磺酸加贝酯。
4. 预防和治疗感染　静脉应用抗生素,以喹诺酮类或亚胺培南为佳。
5. 营养支持　有条件可以应用。无条件情况下若需此项治疗,需尽快转上级医院接受治疗。
6. 可配合中医中药治疗。

【建议】

若患者经内科治疗效果不佳,无条件进行内镜下治疗及外科治疗的,尽快转上级医院接受治疗。

消化性溃疡

【病例】

患者,女性,40 岁。因"反复上腹疼痛 15 余年,再发 10 余天"入院。

患者 15 余年来每当秋季出现上腹疼痛,呈隐痛,餐前及夜间明显,进食后疼痛缓解。疼痛有时可向背部放射,伴恶心、嗳气、反酸及上腹饱胀。曾服用"雷尼替丁"可缓解。10 日前再次出现上腹部疼痛,疼痛性质如前,遂来我院就诊。门诊未作相关实验室检查,以"消化性溃疡"收住院。

体格检查:T 36.5℃,P 82 次/分,BP 110/80 mmHg,心肺无异常,腹平坦,软,剑突下偏右轻压痛,无反跳痛,肝脾未触及,未触及病理性包快,移动性浊音阴性,肠鸣音正常。

【初步诊断】

消化性溃疡。

【诊断依据】

1. 中年女性患者,慢性病程。

2. 症状以上腹痛为主,并有以下几个特点。

(1)疼痛位置于剑突下偏右,可向腰背部放射。

(2)疼痛性质呈隐痛。

(3)疼痛呈慢性反复发作,此患者"反复上腹痛 15 余年"。

(4)疼痛具有节律性,即疼痛—进食—缓解。

(5)疼痛具有周期性,此患者常在秋季发病。

3. 体格检查,此患者有剑突下偏右压痛,无反跳痛。

【鉴别诊断】

1. 胃癌　可行内镜下检查并取多处组织活检即可鉴别。

2. 胆石病,急性胆囊炎　可有间歇发作的上腹痛,进油腻后加重史,右上腹可有明显的压痛,应予鉴别。

3. 胰腺癌　此病以上腹疼痛为首发症状,但是此病还有黄疸症状。可用腹部增强 CT 以及肿瘤标记物检查以排除此病。

【检查】

1. 血常规,血尿淀粉酶,尿常规,大便常规和潜血实验。

2. B 超腹腔及肝、胆、胰、肾,以除外胆石症、胰腺炎和尿路结石等急腹症。

3. 胃镜检查并取活组织病检。

4. X 线钡餐检查,龛影是溃疡的直接征象。

5. 幽门螺杆菌检测,常用^{13}C 或^{14}C 尿素呼气实验。

6. 胃液分析,仅在疑为胃泌素瘤时作鉴别诊断时采用。

【治疗方案】

给予抑制胃酸,保护胃黏膜,根治幽门螺杆菌,对症支持治疗。必要时行手术治疗。

1. 抑制胃酸药物治疗

(1)碱性药物:常用氢氧化铝。

(2)H_2受体拮抗剂:常用雷尼替丁和西咪替丁。

(3)质子泵抑制剂:常用奥美拉唑和泮托拉唑。

2. 保护胃黏膜药物治疗

(1)硫糖铝:常用硫糖铝。

(2)前列腺素类:常用米索前列醇。

(3)铋制剂:常用枸橼酸铋钾。

3. 根除幽门螺杆菌方案

(1)三联治疗方案:质子泵抑制剂或铋制剂 + 两种抗生素(阿莫西林,克拉霉素,甲硝唑四环素)。

（2）四联治疗方案：质子泵抑制剂＋铋制剂＋两种抗生素（阿莫西林，克拉霉素，甲硝唑，四环素）。

4. 手术治疗

（1）并发大量出血经内科治疗无效者。

（2）急性胃穿孔者。

（3）瘢痕性幽门梗阻者。

（4）胃溃疡癌变或癌变不能除外者。

（5）穿透性溃疡者。

（6）顽固性或难治性溃疡者。

【建议】

1. 消化性溃疡出现并发症，并且并发症比较严重时（如：出血难以控制者，胃穿孔者，幽门梗阻需手术者，癌变者）建议转上级医院继续治疗。

2. 消化性溃疡经内科治疗效果不佳者，或需手术进一步治疗者建议转上级医院接受治疗。

消化道出血

【病例】

患者，男性，40 岁。因发热，咽痛，乏力 2 天，呕血，黑便 2 小时入院。

患者两天前发热，达 39℃，伴咽痛，乏力，自服"感冒药"体温可暂时性下降，后又上升，未作其他治疗。2 小时前乏力加重，头晕，心悸，出冷汗，排柏油样便两次，量有 500 ml，呕吐咖啡色样液体 200 ml；遂到医院就诊。

体格检查：T 38.5℃，R 26 次／分，P 110 次／分，BP 80/60 mmHg，烦躁，淋巴结未触及，结膜充血明显，咽部充血，肺部可闻及少许湿啰音，腹软，无压痛，肝脾未触及，四肢湿冷。

【初步诊断】

消化道出血。

【诊断依据】

1. 病史　中年男性，发热，咽痛，乏力 2 天，呕血，黑便 2 小时。

2. 症状　患者两天前有发热，咽痛，乏力症状，2 小时前出现头晕，心悸，排柏油样便及呕吐咖啡色样物。

3. 体征　BP 80/60 mmHg，烦躁，结膜充血明显，咽部充血，肺部可闻及少许啰音，肠鸣音活跃，四肢湿冷。

【检查】

1. 血常规，尿常规和大便常规，血型、交叉配血试验。

2. 血生化和电解质。

3. 待生命体征平稳后,行急诊胃镜检查:检查出血部位及出血情况。

4. X 线钡餐检查:适用于出血停止和病情稳定患者,或胃镜检查有禁忌证者。

【治疗方案】

1. 卧位休息,保持呼吸道通畅,吸氧,出血期间暂禁食。密切监测生命体征和意识变化。

2. 积极补充血容量:尽快建立有效的静脉输液通道,尽快补充血容量,立即查血型和配血,输血以改善急性失血性周围循环衰竭。

3. 有效止血

(1)常用药物有垂体后叶素:静脉持续滴注。也可视情况采用凝血酶保留灌肠。

(2)气囊压迫止血。

4. 使用质子泵抑制剂抑制胃酸分泌。

【建议】

1. 若诊断不明确者,立即转上级医院行内镜检查明确出血部位及出血量。

2. 若内科治疗不能有效止血者,转上级医院进一步行内镜下止血及外科治疗。

急性白血病

【病例】

患者,男,30 岁。因"乏力 1 周,发热伴出血倾向 3 天"来诊。

患者 1 周以来无诱因出现乏力,头晕,心悸,活动后加重,有时感四肢骨、关节疼痛,近 3 日来发热达 38℃ 左右,无咳嗽、咳痰,牙龈出血,偶有鼻出血。病后进食减少,睡眠差,无过敏。

体格检查:T 38.5℃,R 20 次/分,P 105 次/分,BP 130/80 mmHg。意识清楚。全身皮肤散在出血点、紫癜。双侧颈部、腋下可触及数枚 0.5~2.0 cm 的肿大淋巴结,质韧,无压痛。贫血貌,面色苍白,巩膜无黄染,胸骨轻压痛,双肺叩诊清音,心率 100 次/分,律齐。腹平软,肝肋下未触及,脾肋下 4 cm,双下肢不肿。

实验室检查:血常规:Hb 70 g/L,网织红细胞 0.003,WBC 3.4×10^9/L,原幼细胞占 50%,PLT 30×10^9/L;尿常规(-),大便常规(-)。

【初步诊断】

急性白血病。

【诊断依据】

1. 病史　急性起病,有发热、出血表现。

2. 体格检查　示贫血貌;皮肤出血点及紫癜;双侧颈部及腋下可触及数枚肿大的淋巴结。

3. 实验室检查　示 Hb、WBC 和血小板减少,外周血涂片示 50% 的原幼细胞。

【鉴别诊断】

1. 骨髓增生异常综合征　可呈全血细胞减少,分类见幼稚细胞,骨髓有病态造血,但一般胸骨无压痛,骨髓中原始细胞<30%。

2.再生障碍性贫血 呈全血细胞减少,但临床上无白血病细胞浸润表现,胸骨无压痛,外周血涂片不会见原幼细胞,骨髓检查可鉴别。

3.类白血病反应 此病血常规检查中白细胞明显增高,可出现类白血病反应,一般无贫血及血小板减少。骨髓检查中一般无增高的原始细胞。

【进一步检查】

1.凝血功能 观察有无因白血病细胞浸润而引起的凝血异常。

2.腹部B超 观察肝脾和腹腔淋巴结有无因白血病细胞浸润而引起的肿大。

3.骨髓检查 骨髓中原始细胞应该≥30%。

4.淋巴结活检 取颈部或腋下淋巴结活检。

【治疗方案】

1.支持对症治疗 发热患者给予物理降温或药物降温。

2.化疗 急性淋巴细胞白血病常选DVLP方案(柔红霉素、长春新碱、柔红霉素和阿糖胞苷);急性早幼粒细胞白血病一般选用维A酸和(或)亚砷酸。

【建议】

1.不能明确诊断的,尽快送上级医院。

2.对于白血病患者,建议乡镇卫生院给予适当处理后尽快送上级医院治疗。

3.若病情较严重者,接诊后尽快送上级医院接受内科治疗或骨髓移植手术治疗,转诊途中,应该注意防止患者发生感染或感染加重。

缺铁性贫血

【病例】

患者,女性,25岁。因“面色苍白,乏力半年,加重半个月”入院。

患者半年来无明显原因出现面色苍白、乏力,但可正常生活和工作,未经治疗,近半个月来加重就诊。发病以来进食、睡眠好,不挑食,二便正常,尿色无改变,无便血及黑便,体重无明显变化。既往体健。未婚,月经13岁初潮,量一直偏多,近半年来更明显,家族中无类似患者。

体格检查:T 36.5℃,P95次/分,R18次/分,BP 120/80 mmHg,贫血貌,无皮疹及出血点,全身浅表淋巴结未触及,巩膜无黄染,结膜及巩膜苍白,心肺无异常,腹平坦软,无移动性浊音,双下肢不肿,有匙状指。

辅助检查:HB 70 g/L,RBC 3×10^{12}/L,Ret 0.012,MCV 61 fl,MVH 24 pg,MCHC 29%,WBC 5.4×10^9/L,PLT2 50 $\times 10^9$/L。

【初步诊断】

缺铁性贫血。

【诊断依据】

1．病史　月经量较多,患者有面色苍白、乏力等贫血表现。

2．体格检查　贫血貌,结膜和口唇苍白。有匙状指。

3．实验室检查　呈小细胞低色素性贫血,网织红细胞低于正常值。

【鉴别诊断】

1．血红蛋白病　该病属遗传性溶血性贫血,有家族史、慢性溶血的临床表现。血清铁蛋白,骨髓可染铁、血清铁和转铁蛋白饱和度不低且常增高。

2．慢性病性贫血　多因慢性炎症、感染、肿瘤等引起的铁代谢异常性贫血。临床有原发表现,血清铁蛋白可增高,可依据临床表现和血液检查鉴别。

3．铁粒幼细胞性贫血　多为遗传或不明原因导致的红细胞铁利用障碍性贫血。但此病血清铁蛋白浓度增高,可根据患者病史、家族史及血液检查结果鉴别。

4．巨幼细胞性贫血　多为缺乏叶酸和(或)维生素 B_{12} 引起,血清铁蛋白正常,血常规检查可见红细胞为大细胞性改变。

【检查】

1．尿常规、大便常规及大便隐血实验,漂浮法查虫卵。

2．若有条件可进一步行以下检查

(1)血片红细胞形态:可见成熟红细胞中心淡染区扩大。

(2)血清铁、铁蛋白和总铁结合力:可见血清铁和铁蛋白降低,而总铁结合率升高。

(3)骨髓检查和骨髓铁染色:骨髓增生正常,但有核红细胞的胞质少,成熟红细胞的中心明显淡染。

(4)对于此患者还需行妇科检查,腹部 B 超以排除子宫肌瘤等,明确月经量多的原因。

【治疗方案】

1．注意休息,合理膳食,多食含铁丰富的食物。适当参加体育运动。

2．铁剂治疗

(1)常用铁剂:首选下列一种铁剂口服:硫酸亚铁;富马酸亚铁;琥珀酸亚铁。待血红蛋白正常后,再服药 3 ~ 6 个月。

(2)若出现下列情况可选用右旋糖酐铁,深部肌内注射:口服铁剂有严重消化道反应,无法耐受;消化道吸收障碍。

3．病因治疗:本病例患者应积极治疗妇科疾病。

【建议】

在医疗条件有限,疾病不能明确诊断的情况下,尽快转上级医院接受治疗。

再生障碍性贫血

【病例】

男性,30 岁,农民,因"面色苍白,乏力伴出血倾向 1 年,加重 1 个月"入院。

患者 1 年来无明显诱因逐渐出现面色苍白,乏力,间断双下肢皮肤散在出血点,有时刷牙时出血。曾在外院检查有贫血(具体不详),中药治疗,未见好转,近 1 个月来病情加重来诊。发病以来饮食,睡眠可,不挑食,二便正常。体重无明显变化。既往体健。无药物过敏史,无放射线及毒物接触史,否认吸烟,偶尔饮酒,已婚,爱人及小孩健在,家族史中无类似患者。

体格检查:T 36℃,P 98 次/分,BP 120/80 mmHg,R 18 次/分。贫血貌,下肢可见散在出血点,全身浅表淋巴结未触及,巩膜无黄染,结膜和口唇苍白,胸骨无压痛,心肺无异常,腹平软,肝脾肋下未触及,双下肢不肿。

辅助检查:Hb 55 g/L,RBC 2×10^{12}/L,Ret 0.002,WBC 3×10^9/L,其中 N 30% ,L 65% ,M 5% ;PLT 25×10^9/L,NAP 阳性率 85% ,尿常规及大便常规正常。

【初步诊断】

再生障碍性贫血。

【诊断依据】

1. 病史　患者有面色苍白,乏力等贫血表现及皮肤出血和牙龈出血等表现。
2. 体格检查　贫血貌,下肢有散在出血点,结膜和口唇苍白,肝脾不大。
3. 辅助检查　血常规检查呈全血细胞减少,网织红细胞明显减少,淋巴细胞比例明显增高,NAP 阳性率增高。

【鉴别诊断】

1. 骨髓增生异常综合征　此病是一种造血干细胞克隆性疾病,外周血表现为一系、两系或全血细胞减少,骨髓有病态造血和(或)原始细胞增多。可通过临床表现,血常规检查及骨髓检查鉴别。
2. 阵发性睡眠性血红蛋白尿　此病有发作性的血红蛋白尿,PNH 克隆细胞的酸溶血实验阳性、CD59 和 CD55 阴性表现。
3. 其他全血细胞减少的疾病　如某些急性白血病、恶性组织细胞病等,均可出现全血细胞减少,但骨髓中有特征性白血病细胞和异常组织细胞,也可通过骨髓检查进行鉴别。

【检查】

若条件允许可行下列实验室检查明确诊断。
1. 血涂片红细胞形态　可见成熟红细胞形态及大小均正常。
2. 骨髓检查及骨髓铁染色　骨髓多部位增生减低,造血细胞减少,巨核细胞明显减少。骨髓细胞内外的铁增多。

3.血清铁、铁蛋白和总铁结合力　可见血清铁和铁蛋白升高,总铁结合力降低。

4.肝肾功能检查　有利于治疗用药的判断。

【治疗方案】

1.注意休息,合理膳食。

2.支持对症治疗:成分输血以纠正贫血和控制出血。

3.针对造血干细胞治疗:用雄激素促进造血治疗。首选司坦唑醇,疗程一般不小于 6 个月。

4.免疫抑制剂:首选肾上腺皮质激素,若效果不佳,可改用环孢素 A。

【建议】

1.若医疗条件有限,不能确诊疾病,尽快转上级医院治疗。

2.病情较轻的患者,可先进行内科治疗,若效果不佳,尽快转上级医院治疗或行造血干细胞移植。

3.病情较重者,尽快转上级医院治疗。

甲状腺亢进性心脏病

【病例】

患者,男,40 岁,主诉:颈部增粗、突眼、怕热多汗、心悸、活动后气促 1 周。

现病史:患者诉 1 周前自己感觉颈部增粗,眼球突出,怕热多汗,多食易饥。无明显有诱因感心悸不适,活动后出现乏力症状,上楼梯时尤为明显,休息后乏力症状可以缓解,但心悸不能缓解。后到我院门诊就诊,考虑:甲亢性心脏病心功能不全,给予治疗,但治疗效果不佳,为进一步诊治,门诊以“心悸胸闷查因:心功能不全;甲亢”收住我科。病程中一般情况尚可,偶有咳嗽,无呼吸困难,无咳痰、咯血,夜间可平卧,无夜间阵发性呼吸困难,无黑矇、晕厥、眩晕,无肢体偏瘫、肢体活动障碍,无胸痛,无畏寒、发热,无血尿、水肿,无多饮、多尿。患者精神尚可,饮食、睡眠尚可,小便正常,大便次数 4~5 次/日,时为稀便,时为水样便,无便血,无黏液脓性便,无恶心、呕吐、腹痛、腹泻。体重未测量。

既往史:发现甲亢 1 年余,1 个月多前自行停用甲亢药物,否认糖尿病、高血压病病史。否认手术、重大外伤史、输血史。否认肝炎、结核、伤寒等传染病史。否认药物及食物过敏史。预防接种史不详。

查体:BP 112/76 mmHg,P 92 次/分,R 20 次/分,T 38.5℃,一般情况尚可,自动体位,查体合作,意识清楚,甲亢面容,眼球突出,全身皮肤、黏膜无黄染、出血点,全身浅表淋巴结未触及肿大。头颅五官无畸形,双侧瞳孔等大等圆,直径 3 mm,对光反射灵敏,口唇无发绀,颈静脉无怒张,颈部无抵抗,气管居中,甲状腺Ⅱ度肿大,弥漫对称,质中,甲状腺上极可闻及血管杂音。胸廓对称无畸形,双肺呼吸音清晰,未闻及干湿性啰音,无胸膜摩擦音。心前区无隆起与凹陷,心尖搏动位于左第五肋间锁骨中线外侧 1.0 cm 处,心尖搏动无弥散,可触及震颤,心界扩大,心率 101 次/分,节律不齐,心音强弱不等,心尖区可闻及 3/6 级收缩期杂音,向腋下传

导,未闻及心包摩擦音。腹平坦,软,无压痛、反跳痛,肝脾未触及,未触及异常包块,肝肾区无
叩痛,移动性浊音阴性,肠鸣音活跃,双下肢无水肿,四肢肌力为Ⅴ级,生理反射存在,病理反射
未引出。

辅助检查:入院心电图:快速室率房颤,偶发室性早搏。

【初步诊断】

1. 心悸、气促查因。
2. 甲亢。
3. 甲亢性心脏病。

【诊断依据】

1. 病史　患者,男,40 岁,主诉:颈部增粗、突眼、怕热多汗、心悸、活动后气促 1 周。既往
发现甲亢 1 年余,1 个月多前自行停用甲亢药物,否认糖尿病、高血压病病史。

2. 查体　BP 112/76 mmHg,P 100 次/分,R 20 次/分,T 36.5℃,一般情况尚可,自动体位,
查体合作,意识清楚,甲亢面容,眼球突出,甲状腺Ⅱ度肿大,弥漫对称,质中,甲状腺上极可闻
及血管杂音。胸廓对称无畸形,双肺呼吸音清晰,未闻及干湿性啰音,无胸膜摩擦音。心前区
无隆起与凹陷,心尖搏动位于左第五肋间锁骨中线外侧 1.0 cm 处,心尖搏动无弥散,可触及震
颤,心界扩大,心率 118 次/分,节律不齐,心音强弱不等,心尖区可闻及 3/6 级收缩期杂音,向
腋下传导,未闻及心包摩擦音。腹平坦,软,无压痛、反跳痛,肝脾未触及,未触及异常包块,肝
肾区无叩痛,移动性浊音阴性,肠鸣音活跃,双下肢无水肿,四肢肌力为Ⅴ级,生理反射存在,病
理反射未引出。

3. 辅助检查　入院心电图:快速室率房颤,偶发室性早搏。

【鉴别诊断】

1. 冠心病　该病常见症状多表现为胸闷、心悸及胸痛,常与活动相关,心电图可发现心肌
缺血,活动平板试验阳性,冠脉造影可明确诊断,该患者不排除此病,入院后行相关检查助诊。

2. 风湿性心脏病　患者常有多年风湿热病史,长期发展病变累及心脏瓣膜引起一系列心
功能不全表现,典型体征为心脏瓣膜杂音,心脏彩超可明确诊断。该患者不排外该病。

3. 扩张性心肌病　该病由心肌病引起,临床特征为各心腔扩大,反复出现心力衰竭及心律
失常,心脏超声可协助诊断。该前患者不排除此病,入院后行相关检查助诊。

【检查】

心脏超声,胸片,心肌酶,甲状腺功能检查。

【治疗方案】

入院后已给予评估,评估为病情有潜在危险,告知患者家属病情及预后风险,家属表示理
解,并签字,据评估予以下治疗。

1. 一般治疗:心理治疗、避免刺激、充分休息、合理饮食。
2. 予以营养心肌、抗心律失常、抗血小板聚集、预防血栓并发症等治疗。

3. 抗甲状腺药物治疗:硫脲类如甲硫氧嘧啶、丙硫氧嘧啶;咪唑类如他巴唑、甲亢平。

4. 放射性 ^{131}I 治疗。

5. 手术治疗。

6. 请示上级医师指导诊治。

【建议】

1. 做好眼部的保护,预防感染,定期检查眼睛。

2. 忌用含碘食物及药物。

3. 戒烟、避免精神刺激、防止病原微生物感染。

4. 病情较重者,尽快转上级医院治疗。

糖尿病

【病例】

患者,男性,63 岁,主诉:发现血糖升高 1 年。

现病史:患者诉 1 年前体检时发现血糖升高,空腹血糖 7.0 mmol/L,其后患者曾多次测血糖均偏高,因患者无明显不适症状,未经系统诊治,一直采用改善生活方式干预控制血糖,但血糖控制不佳,空腹血糖在 6.9 ~ 8.4 mmol/L,餐后 2 小时血糖 9.8 ~ 16.9 mmol/L,患者为求进一步诊治,到我院门诊就诊,门诊以"糖尿病"收住我科。病程中一般情况尚可,无呕吐、呃逆反酸,无晕厥、头痛、出汗,无肢体偏瘫、肢体活动障碍,无气促、胸痛、心悸、胸闷及呼吸困难,无畏寒、发热,无咳嗽、咳痰,无咳粉红色泡沫痰、咯血,夜间可平卧,无血尿、水肿,无多饮、多食多尿。睡眠饮食尚可,二便正常,体重无明显改变。

既往史:发现血糖升高 1 年。否认高血压、冠心病病史。否认手术、重大外伤、输血史。否认肝炎、结核等传染病史。否认药物及食物过敏史。预防接种史不详。

体格检查:BP 133/80 mmHg,P 85 次/分,R 20 次/分,T 36.4℃,营养中等,意识清楚,自动体位,查体合作,全身皮肤、黏膜无黄染、出血点,全身浅表淋巴结未触及肿大。头颅五官无畸形,双侧瞳孔等大等圆,直径 3 mm,对光反射灵敏,口唇无发绀,颈静脉无怒张,颈部无抵抗,气管居中,甲状腺未触及。胸廓对称无畸形,双肺呼吸音清晰,未闻及干湿性啰音,无胸膜摩擦音。心前区无隆起与凹陷,心尖搏动位于左第五肋间锁骨中线内侧 0.5 cm 处,心尖搏动无弥散,无抬举感,未触及震颤,心界无扩大,心率 85 次/分,节律齐,各瓣膜听诊区未闻及病理性杂音,未闻及心包摩擦音。腹平坦,软,无压痛、反跳痛,未触及包块,肝脾未触及,肝肾区无叩痛,移动性浊音阴性,肠鸣音 5 次/分,双下肢无水肿,四肢肌力为Ⅴ级。生理反射存在,病理反射未引出。

辅助检查:入院心电图:窦性心律,正常心电图。门诊检查:空腹血糖:7.5 mmol/L,餐后 2 小时血糖 16.4 mmol/L,糖化血红蛋白 7.2%。

【初步诊断】

糖尿病。

【诊断依据】

1. 病史　患者,男性,63 岁。主诉发现血糖升高 1 年。

2. 查体　BP 133/80 mmHg,P 85 次/分,R 20 次/分,T 36.4℃,营养中等,意识清楚,自动体位,查体合作,胸廓对称无畸形,双肺呼吸音清晰,未闻及干湿性啰音,无胸膜摩擦音。心界无扩大,心率 85 次/分,节律齐,各瓣膜听诊区未闻及病理性杂音,未闻及心包摩擦音。腹平坦,软,无压痛、反跳痛,未触及包块,双下肢无水肿,四肢肌力为 V 级。生理反射存在,病理反射未引出。

3. 辅助检查　入院心电图:窦性心律,正常心电图。门诊检查:空腹血糖:7.5 mmol/L,早餐后 2 小时血糖 16.4 mmol/L,糖化血红蛋白 7.2%。

【鉴别诊断】

1. 肾性糖尿　因肾糖阈降低所致,尿糖阳性,但血糖及 OGTT 正常。该患者不考虑此病,入院后行相关检查助诊。

2. 应激性糖尿　急性应激性状态时,胰岛素拮抗激素分泌增加,可使糖耐量减低,出现一过性血糖升高、尿糖阳性,应激过后可恢复正常。该患者不考虑此病。

【检查】

葡萄糖耐量试验,胰岛素曲线、生化检查、眼底照相。

【治疗方案】

入院后已给予评估,评估为病情有潜在危险,告知患者家属病情及预后风险,家属表示理解,并签字,据评估予以下治疗。

1. 糖尿病健康教育,做好患者和家属的卫生保健教育;饮食控制治疗:计算总热量、合理分配营养物质;随访。

2. 予以生活干预,暂不予降糖药治疗,继续予监测空腹及三餐后 2 小时血糖的变化情况,如血糖仍控制不满意,调整治疗。

3. 运动疗法。

4. 根据病情变化合理使用降糖药物:磺脲类如格列本脲、格列吡嗪等;双胍类如二甲双胍;格列酮类如罗格列酮、吡格列酮等;α 葡萄糖苷酶抑制剂如阿卡波糖、伏格列波糖等;胰岛素。

5. 请示上级医师指导诊治。

【建议】

1. 合理饮食、学会自我监测血糖、预防细菌感染、按医嘱规律治疗。

2. 加强锻炼,防止肥胖。

风湿性关节炎、痛风

【病例】

患者,男,43岁,1年来因全身关节疼痛伴低热反复就诊。诊断为风湿性关节炎。经抗风湿和激素治疗后,疼痛稍微有好转。3个月前,因疼痛加剧,经抗风湿治疗不明显前来就诊。查体:体温38.8℃,双下肢第一跖趾关节肿胀,左侧较明显,局部皮肤有脱屑现象和瘙痒现象,双侧耳郭触及绿豆大小的结节数个,白细胞9.6×10^9/L。

【诊断】

1. 痛风。
2. 风湿性关节炎。

【诊断依据】

1. 病史 男性,43岁,1年来全身关节疼痛,低热。
2. 体格检查 双下肢第一跖趾关节肿胀,左侧较明显,局部皮肤有脱屑现象和瘙痒现象,双侧耳郭触及绿豆大小的结节数个,体温38.8℃,白细胞9.6×10^9/L。

【鉴别诊断】

1. 继发性高尿酸血症 儿童、青少年多见,高尿酸血症较重,肾脏受累多见。
2. 类风湿关节炎 青、中年女性生病,四肢近端小关节对称性梭型肿胀畸形,晨僵明显,尿酸不高,类风湿因子阳性,X线检查出现虫蚀样改变。

【进一步检查】

1. 血尿酸测定 正常值男178~416 μmol/L,女148.5~356 μmol/L,超过480 μmol/L为高尿酸血症。
2. 尿尿酸测定 正常值低于1000 mg/d,低嘌呤饮食低于600 mg/d。
3. 关节液测定 炎性关节炎,尿酸结晶。
4. X线 关节周围组织肿胀,关节间隙狭窄,骨折破坏,关节畸形。
5. 病理检查 痛风石,尿酸结晶。

【治疗方案】

1. 减少尿酸合成,促进尿酸排泄,别嘌呤醇抑制尿酸合成,苯溴马隆促进尿酸排泄碳酸氢钠碱化尿液。
2. 急性痛风的治疗:秋水仙碱、非甾体类抗炎药、糖皮质激素。

【建议】

注意饮食,控制血压与体重,定期检测血、尿酸,不适时随访。

类风湿关节炎

【病例】

患者,女性,55 岁,因多关节肿痛 4 个月余来诊。4 个月前出现右手近端指第 4、5 间关节(PIP)、掌指第 1、2 关节(MCP)肿痛,晨僵 10 分钟。此后右膝关节肿痛,逐渐加重,伸屈明显受限,局部皮温增高,抗感染治疗无效。2 个月前双腕、右踝及右足跖趾关节(MTP)肿痛,伴双肩、左足 MTP、左手 PIP 及颈部疼痛。无皮下结节、光过敏、雷诺现象及口眼干。既往患"白癜风"6 年。

查体:一般状况可,颜面、颈背、四肢远端见多发大小不等片状色素脱失斑。心、肺及腹部未见异常。双腕关节肿(+),压痛(++),背伸受限;右手 PIP(4、5),左手 PIP(3)关节肿(+),压痛(+);右手 MCP(1、2)关节压痛(+);右膝关节肿(++),压痛(++),伸屈受限;右踝关节肿(++),压痛(++);右足 MTP 关节(++),压痛(++)。

实验室检查:血常规、尿常规、肝肾功正常;ESR 97 mm/h;CRP 13.8 mg/dl;RF 265.1 U/ml。

【初步诊断】

类风湿关节炎。

【诊断依据】

1. 病史　中老年女性,慢性病程,隐匿起病,既往无皮下结节、光过敏、雷诺现象及口眼干。
2. 症状　多关节对称性、持续性肿胀、疼痛 4 个月,主要累及手足小关节。
3. 体征　多关节肿胀、压痛,主要累及手足小关节,颜面、颈背、四肢远端见多发大小不等片状色素脱失斑。
4. 检查结果　RF 明显升高,ESR、CRP 明显升高。

【鉴别诊断】

1. 骨性关节炎　主要累及膝、髋等负重关节,手以远端指间关节骨性膨大为特点,ESR、CRP 增高不明显,RF 阴性。
2. 系统性红斑狼疮　关节外表现较突出,血清抗核抗体、抗 ds – DNA、抗 ANA 抗体阳性。
3. 强直性脊柱炎　多见于青年男性,常有家族史,以脊柱炎和骶髂关节炎为特点,血清 RF 阴性。

【检查】

1. 自身抗体检测:类风湿因子分型和抗角蛋白抗体谱。
2. 关节 X 线检查。
3. 关节液检查。

【治疗方案】

1. 休息　尤其是当病变处于急性期时,患者应完全休息以减轻疼痛;非急性期时亦不主张患者过度活动与做剧烈运动。

2. 理疗　在恢复期可酌情选择有效的理疗,以求帮助关节活动及改善病变关节的炎性反应,同时也可使其不致过多地丧失功能性。

3. 药物　主要有以下数种。

(1)水杨酸盐类药:临床上较为多用,每次剂量 0.5 ～ 1.0 g,4 次/日。易出现胃肠道反应和血小板聚集能力下降。目前多选用肠溶性制剂。

(2)金制剂:在前者不能控制症状时,可以用硫羟苹果酸金钠或硫葡萄糖金等金制剂药物肌内注射,第 1 周 10 μg,第 2 周 25 μg,以后每周可达 50 μg。用药时注意患者的全身情况,对有肝、肾及血液疾病的患者慎用。

(3)免疫抑制剂:如环磷酰胺、甲氨蝶呤等药物。主要用于严重的、活动型的类风湿关节炎。甲氨蝶呤(MTX)每周 1 次给药,用量酌情选择,其剂量范围为 2.5 ～ 15 μg。用药后应密切观察患者的肝脏及血液系统的变化。

4. 手术治疗　对类风湿病变所致的畸形可在静止期行手术治疗,常用的术式有以下 4 类。

(1)滑膜切除术:主要用于掌指关节、腕关节及膝关节等,可对病变的滑膜进行切除。滑膜切除后应在支具帮助下逐渐恢复关节功能。

(2)关节冲洗 + 镜下滑膜切除术:在大关节,尤其是膝关节,可以在关节镜下行滑膜切除,同时进行反复冲洗,以求更换关节液的成分而达到缓解关节炎症状和改善关节功能的目的。

(3)关节成形术:对负重关节,尤其是足部的跖趾关节,当出现爪状趾畸形影响负重时,可行跖骨头切除术,以期形成新的关节而达到改善负重功能及缓解疼痛的目的。

(4)人工关节置换术:对严重的类风湿患者,当其髋或膝关节严重受损,以致无法修复时,可酌情采用人工关节置换术。此类情况在高龄患者中多见。

【建议】

类风湿性关节炎强调早期诊断早期治疗,其中以药物治疗最为重要。病情严重需要手术者,立即转上级医院治疗。

强直性脊柱炎

【病例】

薛某,男,36 岁,腰痛 10 余年,双髋关节疼痛 5 年,发现血尿 1 年。

患者于 10 余年前无明显诱因出现下腰部僵硬疼痛,尤以夜间和早晨为著,严重时翻身起床困难。就诊于当地医院,考虑腰肌劳损,行针灸推拿治疗,症状有所减轻,但劳累或受凉后腰痛复又加重。行腰椎 CT 检查考虑腰椎间盘突出可能性大,行牵引、推拿、局部药物注射及口服中药治疗,症状渐减轻。5 年前出现双髋关节酸胀疼痛,上台阶时疼痛尤为明显,于当地医院行骨盆片检查示:双侧骶髂关节间隙消失,融合。双髋关节间隙变窄,双股骨头骨质多发囊性破坏,诊断为强直性脊柱炎,予以口服强的松 10 mg/d,柳氮磺吡啶 0.75 3 次/日,及补钙治疗,双髋关节疼痛稍减轻,治疗半年后自行停药。1 年前行尿常规检查示尿潜血(+++),又开始服用小剂量泼尼松治疗,效果不明显,为进一步诊治来我院就诊。

查体:T 36.3℃,P 82 次/分,R 21 次/分,BP 130/80 mmHg,颈椎生理曲度变直,胸椎屈曲畸形,腰椎生理曲度变直。枕墙距 14 cm,颌柄距 4 cm,指地距 40 cm,双侧"4"字试验阳性,骨盆按压试验阳性,双肺呼吸音清,未闻及啰音。心率 82/分,律齐,各瓣膜听诊区未闻及病理性杂音。腹软,无压痛、反跳痛,肝脾未触及肿大。

实验室检查:WBC 5.2×10^9/L,Hb 110 g/L,PLT 301×10^9/L,ESR 68 mm/h,CRP 14 mg/L,IgG 18.03 g/L,尿常规尿潜血(BLD)(++);肝功能、肾功能、电解质均正常;胸片示:两肺、心、膈未见异常,肝、胆、胰脾双肾彩超未见异常,心电图正常;双髋关节 CT:双侧股骨头内密度不均匀,纹理紊乱且见小点状高密度影及小片状密度减低区,双侧髋关节面有虫蚀样破坏,关节间隙正常。双骶髂关节 CT 示:双侧骶髂关节消失、融合。

【初步诊断】

强直性脊柱炎。

【诊断依据】

1. 病史　中年男性,慢性病程,既往短期内应用小剂量泼尼松及柳氮磺吡啶有效,病情加重后再次应用疗效不明显。

2. 症状　腰痛、双髋关节痛渐进性加重。

3. 体征　颈椎生理曲度变直,胸椎屈曲畸形,腰椎生理曲度变直。枕墙距 14 cm,颌柄距 4 cm,指地距 40 cm,双侧"4"字试验阳性,骨盆按压试验阳性。

4. 检查结果　双髋关节 CT:双侧股骨头内密度不均匀,纹理紊乱且见小点状高密度影及小片状密度减低区,双侧髋关节面有虫蚀样破坏,关节间隙正常;双骶髂关节 CT 示:双侧骶髂关节消失、融合。

【鉴别诊断】

1. 脊柱退行性骨关节病　好发于中老年人,X 线特点椎体缘唇状骨质增生,椎间隙不规则,不对称性狭窄,无韧带骨化,椎小关节多不受累,骶髂关节正常。

2. 脊柱结核　以椎体破坏和椎间隙狭窄为主,关节突间关节很少受累,可检测结核抗体,结合临床进行鉴别。

【进一步检查】

1. HLA – B27 检查。

2. 骶髂关节活检。

【治疗方案】

1. 非甾体类抗炎药　吲哚美辛(消炎痛)具有较强的抗炎、止痛和解热作用,25 mg/次,每日 3 次,餐后即服。扶他林的抗炎和止痛效果较消炎痛更强,副作用少,并有缓释剂型,每日服药次数可减为 2 次,扶他林肠衣片剂量为 25～50 mg,每日 3 次,值得临床应用。其他对强直性脊柱炎较好的抗炎药物有萘普生、布洛芬等。以上药物应连续治疗几个月,至症状完全控制或消失后再逐渐减量,最好以能控制症状的最小量维持一段无症状期,如半年左右。使用上述药物均应注意药物的不良反应,如胃肠道不适,肝、肾损伤,头痛及水肿等。治疗前后应定期检查血、尿常规及肝、肾功能等。

2. 糖皮质激素 强直性脊柱炎患者的外周关节炎、骶髂关节炎或脊柱炎,不是用皮质激素的适应证。因为以上表现用非激素抗炎药物和柳氮磺胺吡啶可收到明显效果。故从关节病变考虑,不适于用激素治疗,但约有 25% 的强直性脊柱炎患者,在病程中可发生虹膜睫状体炎。一旦经过眼科医师查明为虹膜睫状体炎,就应该开始用激素治疗。对于病情较轻的患者可用 0.5% 可的松眼液点眼,每日 4 次。有些病例则需服用泼尼松进行全身性治疗。这些治疗都应在医师指导下进行。

3. 理疗和按摩 对本病的治疗均有辅助作用。常用的有红外线照射、超声波、微波、蜡疗、热水浴、离子导入等。患者还可自行按摩,用手掌按摩关节的皮肤、按捏肌肉。理疗及按摩能起到活血化瘀、放松肌肉、扩张血管、改善血运、促使炎性产物吸收的作用。

4. 牵引、矫形器、支具 对畸形不甚严重,存在时间不太久者适用皮牵引或骨牵引,髋关节可用 4～6 kg,膝关节 2～4 kg。畸形顽固进展时,可用支架或器械矫正。

5. 手术 保守治疗无效的可行滑膜切除术、关节清理术、松解术、融合术、成形术及关节置换术等。

【建议】

1. 治疗期间可进行中西医结合治疗,效果更好。
2. 病情严重需要手术者,立即转上级医院治疗。

系统性红斑狼疮

【病例】

患者,女,28 岁。因关节疼痛近 2 年、眼睑水肿 16 个月、干咳 1 个月、意识不清 20 天于 2012 年 12 月 23 日收入院。

2 年前患者无诱因出现双手近端指间关节疼痛。16 个月前出现上眼睑水肿、脱发,外院查尿蛋白(＋)。14 个月前出现发热,体温最高 40℃,外院查尿蛋白(＋＋＋),诊断"肾炎"(具体不详),给予泼尼松 30 mg/d,2 天后症状消失,10 天后激素减量,每 2 周减 2.5 mg,至 12.5 mg/d 维持。2 个月前因劳累后再次出现高热伴四肢近端肌肉疼痛无力,泼尼松增量至 30 mg/d,症状略有好转。1 个月前出现失眠焦虑,并咳嗽无痰,先后予红霉素、头孢呋辛等抗感染治疗,咳嗽无好转。20 天前出现躁狂,无故打人骂人,急诊入院。

既往无面部蝶形红斑、口腔溃疡、光过敏、雷诺现象。否认结核,结核接触史,否认肝病病史,否认药物过敏史。否认家族中类似疾病史。

入院体检:T 39.4℃,P 130 次/分,R 28 次/分,BP 125/70 mm Hg,意识不清,躁狂,有强迫观念及控制妄想;皮肤黏膜未见皮疹出血点,浅表淋巴结不大,双瞳孔等大,光反射存在,颈抵抗。心律齐,未闻及病理杂音;双肺呼吸音对等,未闻及干湿啰音;腹(－);四肢近端肌肉压痛,肌力Ⅱ～Ⅲ级,远端肌力Ⅴ级。

实验室检查:血红蛋白78 g/L,白细胞5.2×10⁹/L,血小板120×10⁹/L。尿常规:蛋白5 g/L,血白蛋白18 g/L。肝肾功能未见异常。肌酶谱:肌酸激酶(CK)、天冬氨酸氨基转移酶(AST)正常。红细胞沉降率98 mm/h。补体C₃ 409 mg/L。抗核抗体(ANA)1:640(＋),均质型,抗双链DNA(ds－DNA)抗体(＋)。抗Sm、RNP、rRNP及类风湿因子(RF)、抗中性粒细胞胞浆抗体(ANCA)、抗心磷脂抗体(ACL)均阴性。

【初步诊断】

系统性红斑狼疮。

【诊断依据】

1. 病史 28岁,女性患者,育龄期妇女,慢性病程,隐匿起病。

患者关节疼痛近2年,逐渐出现眼睑水肿、脱发。曾因发热、尿蛋白阳性给予激素治疗好转。2个月前出现肌无力,继而出现失眠,干咳,20天前突然出现意识异常。既往无特殊。

2. 查体 T 39.4℃,P 130次/分,R 28次/分,BP 125/70 mmHg,意识不清,狂躁,有强迫观念及控制妄想。四肢近端肌肉压痛,激励Ⅱ～Ⅲ级,远端肌力Ⅴ级。

3. 辅助检查 血红蛋白78 g/L,尿蛋白5 g/L,血红蛋白18/g/L。红细胞沉降率98 mm/h。补体C₃ 409 g/L,抗体(ANA)1:640,抗双联DNA抗体(＋)。

【鉴别诊断】

1. 慢性肾小球肾炎 多以肾脏疾病为首发表现,表现为血尿、蛋白尿、高血压、水肿,一般早期无关节疼痛、脱发表现,除非进展至尿毒症期,意识异常一般不常见,ANA、ds－DNA一般为阴性,肾功能常有异常。考虑本患者为可能性较小,可进行肾穿刺行病理检查、免疫荧光染色进一步除外。

2. 类风湿关节炎 多表现为关节持续性、对称性疼痛、压痛,伴关节肿胀和晨僵,RF可阳性,抗ds－DNA一般阴性,考虑可能性小,可进一步查肌电图,必要时活检。

3. 多发性肌炎 患者表现为对称性近端肌无力,应考虑本病,但本病多以肌受累为首要表现,严重肾脏、神经系统受累较少见,伴肌酶升高,考虑可能性小,可进一步检查肌电图以及肌活检。

【进一步检查】

1. 胸部X线片。

2. 痰找结核菌,痰培养。

3. 脑电图。

4. 头颅CT。

5. 肌电图。

6. 脑脊液检查。

【治疗方案】

1. 一般治疗:避免过多接触紫外线,避免过度疲劳。

2. 去除各种影响疾病的因素:注意控制高血压,防治各种感染。

3. 药物治疗

(1)轻型:NSAIDs;抗疟药;短期局部应用糖皮质激素,必要时可小剂量口服;权衡利弊必要时可使用免疫抑制剂。

(2)重型:糖皮质激素;治疗 SLE 的基础药;免疫抑制剂。

4. 对症治疗。

【建议】

系统性红斑狼疮继发性器官损害更严重,所以患者应该在综合性较强医院就诊。

慢性肾炎

【病例】

王××,女性,23 岁,泡沫尿、尿色加深伴腰酸、乏力 2 个月。患者自述 2 个月前无明显诱因下出现泡沫尿、尿色加深及腰酸、乏力呈加重趋势,查尿常规蛋白 150 mg/dl,RRC 30 ~ 50/HP,24 小时尿蛋白定量 2.1 g。给予泼尼松 50 mg/d,口服、贝那普利 10 mg/d,口服、双嘧达莫 25 mg,3 次/日,口服,治疗 2 周,病情仍有加重趋势,故来本院就诊。发病前无咽痛、发热及长期用药史,无高血压、糖尿病及反复伴尿频、尿急、尿痛史,无外伤史。发病以来无明显尿量减少、水肿、头部胀痛。无关节酸痛、皮肤出血、面部红斑等。

查体:T 36.5℃,P 85 次/分,R 20 次/分,BP 160/90 mmHg,自动体位,意识清楚,皮肤黏膜未见出血点和黄染,全身浅表淋巴结未及肿大,睑结膜未见苍白。两肺呼吸音清晰,未及干湿啰音。心尖搏动位于左第 5 肋间锁骨中线内侧 0.5 cm. 处,叩诊心浊音界不大,心率92 次/分律齐,各瓣膜区未及病理性杂音。腹平软,肝脾肋下未及,移动性浊音(-),双下肢水肿(-)。

辅助检查:尿常规:蛋白 150 mg/dl,RBC 30 ~ 50/HP,24 小时尿蛋白定量 2.1 g。血浆白蛋白:36.8 g/L。血肌酐 86 μmol/L,血尿素氮 7.9 mmol/L。RBC 345,Hb 14.5 g/L,WBC 65%,BPC 156 × 10^9/L。IFANA(-),ENA(-),dsDNA(-),ANCA(-)。HBsAg(-),HBsAb(-),HBcAb(-),HBeAg(-),HBeAb(-),HCV - Ab(-)。血糖:5.3 mmol/L。尿部位鉴别诊断示肾性血尿。肾脏超声:肾脏左侧 10.2 cm×5.6 cm,右侧 10.1 cm×4.4 cm,两侧大小正常,皮髓质分界清。肾活检:免疫荧光示 IgM(++),呈颗粒状或团块状,局灶节段性沉积在系膜区,光镜下 19 个肾小球中有 4 个小球呈球性硬化,另 2 个小球节段性硬化灶,余部分小球节段性系膜细胞和基质轻度增多,轻度小管间质病变,小管灶性变性。

【初步诊断】

1. 慢性肾炎(CGN)。

2. 局灶节段性肾小球硬化。

【诊断依据】

1. 病史:泡沫尿、尿色加深伴腰酸、高血压。
2. 中等量蛋白尿(24 小时尿蛋白定量 <3.5 g)和肾小球源性的血尿。
3. 肾活检肾小球病变。
4. 排除继发疾病。

【鉴别诊断】

1. 系统性红斑狼疮肾炎　好发于青、中年女性,依据多系统受损的临床表现和免疫学检查可检出多种自身抗体,即可明确诊断。该患者虽为中年女性,但临床上无多系统受损的表现,免疫学检查均为阴性,故可排除。
2. 高血压肾硬化　尿蛋白多为 1～1.5 g/d,罕见有持续性血尿和红细胞管型。肾小管损害一般早于肾小球。肾穿刺有助于鉴别。病史对鉴别诊断很重要。一般患者有较长时期的高血压病史,然后出现蛋白尿,该患者为年轻人,既往无高血压病史,可排除。
3. 慢性肾盂肾炎　晚期可出现蛋白尿和高血压。病史中常有反复发作的尿路感染史。肾功能损害多以小管损害为主,静脉肾盂造影和核素检查可发现两侧肾脏损害不对称。该患者无此类病史,予以排除。
4. 其他　过敏性紫癜性肾炎、糖尿病肾病、痛风肾、多发性骨髓瘤肾损害、肾淀粉样变等有时也会表现为慢性肾炎的形式。本患者无相关的临床表现,可排除。

【检查】

1. 静脉尿路造影。
2. 肾血管造影。
3. 出凝血时间、凝血酶原时间。
4. 内生肌酐清除率测定。
5. 尿比重、尿渗透压、尿酸化功能。
6. 尿浓缩稀释功能试验。
7. 胸部 X 线摄片。
8. 心电图。
9. 超声心动图。

【治疗方案】

1. 治疗原则　饮食蛋白控制、积极控制高血压、保护肾功能,延缓肾脏病程进展、必要时应用激素及免疫抑制剂。
2. 治疗方案
(1)饮食控制:低盐饮食,氯化钠摄入量 <3 g/d;避免高蛋白,蛋白质控制在 1.0 g/(kg·d)。如肾功能不全行低蛋白饮食时,可适当补充必需氨基酸和酮酸并保证热量为 30～35 kcal/(kg·d)。
(2)积极控制高血压:根据患者的血压和尿蛋白情况进行用药。

①血管紧张素转换酶抑制剂(ACEI),如卡托普利 12 ~ 25 mg,3 次/日,口服;贝那普利 10 ~ 20 mg,3 次/日,口服。

②血管紧张素 II 受体阻滞剂(ARB),如洛沙坦 50 ~ 100 mg,1 次/日,口服;依贝沙坦 150 ~ 300 mg,1 次/日,口服。

③钙离子拮抗剂(CCB),如非洛地平 10 mg,1 次/日,口服;氨氯地平 5 mg,1 次/日,口服。

④β 受体阻滞剂,如阿替洛尔 25 ~ 50 mg,口服。

本例患者应先采用 ACEI,如果降压效果不明显,可将 ACEI 加量或加用 ARB 或 CCB。

(3)抗凝和抗血小板聚集:肠溶阿司匹林、双嘧达莫等。

(4)抑制免疫及炎症反应:泼尼松 开始剂量 1 mg/(kg·d),以后根据病情逐渐减量至停药。环磷酰胺静脉注射,隔日一次,总剂量 6 ~ 8 g。

本例患者先使用泼尼松,并密切观察肾功能,如果肾功能受损,及时减量。

(5)防治引起肾损害的其他原因。

①避免呼吸道感染和其他部位的感染。

②避免肾毒性药物的使用。

③及时治疗高脂血症、高血糖、高尿酸等。

【建议】

慢性肾炎的治疗应以防止和延缓肾功能进行性恶化、改善或缓解临床症状及防治严重合并症为主。一般主张采取综合治疗措施,对高血压、水肿或肾功能不全患者应强调休息,避免剧烈运动和限制盐类。

原发性肾病综合征

【病例】

王××,女,34 岁,泡沫尿 3 个月伴眼睑及下肢水肿 1 周。患者自诉 3 个月前发现尿中有泡沫,未引起重视,未到医院就诊。1 周来发现眼睑及双下肢水肿进行性加重伴乏力。查尿常规蛋白 500 mg/dl,红细胞 1 ~ 3/HP,白细胞(-),24 小时尿蛋白定量 8.8 g,血浆白蛋白 14.6 g/L,血肌酐 56 μmol/L,三酰甘油 5.6 mmol/L,胆固醇 11.2 mmol/L。给予泼尼松 50 mg/d、CTX 1.0 g/月、低分子肝素和双嘧达莫及利尿对症处理治疗。发病以来,无尿频、尿急、尿痛,无发热、关节酸痛、口腔溃疡、面部或全身皮疹、骨骼疼痛等表现,无高血压、心脏病、糖尿病和肝炎病史。无药物过敏史及外伤史。

查体:T 36.5℃,P 92 次/分,R 20 次/分,BP 110/65 mmHg,自动体位,意识清楚,皮肤黏膜未见出血点和黄染,全身浅表淋巴结未及肿大,睑结膜未见苍白。左肺呼吸音清,右下肺呼吸音低,叩诊呈浊音,触诊语颤减弱。两肺未闻及干湿啰音。心尖搏动位于左第 5 肋间锁骨中线内侧 0.5 cm 处,叩诊心浊音界不大,心率 92 次/分,律齐,各瓣膜区未及病理性杂音。腹部呈蛙状,肝脾肋下未及,移动性浊音(+),胸部、腹部及四肢皮肤水肿明显,呈凹陷性,下肢水肿一直延及大腿。双侧足背动脉触及。

辅助检查:尿蛋白 500 mg/dl。24 小时尿蛋白定量 8.8 g。血浆白蛋白 14.6 g/L。蛋白电泳:清蛋白 40%,α_1 2.5%,α_2 21.5%,β 28%,γ 8%。血三酰甘油 8.3 mmol/L,胆固醇 11.2 mmol/L。血肌酐 56 μmol/L,血尿素氮 7.3 mmol/L。RBC 345,Hb 14.5 g/L,WBC N 65%,BPC 156×10^9/L。IFANA(－),ENA(－),ds－DNA(－),ANCA(－)。HBsAg(－),HBsAb(－),HBcAb(－),HBeAg(－),HBeAb(－),HCV－Ab(－)。血糖:5.3 mmol/L。胸片:右下肺野出现外高内低密度增高影,提示右侧胸腔积液。B超:大量腹腔积液;左侧肾脏 12.6 cm×6.6 cm,右侧 13.1 cm×5.4 cm,皮髓质分界清。肾活检:免疫荧光:IgG(＋＋),呈细颗粒状,弥漫沉积于毛细血管襻;光镜:见 15 个小球,毛细血管基底膜弥漫性增厚呈钉突样改变;电镜:多数为致密物沉积于上皮细胞下。

【初步诊断】

1. 原发性肾病综合征(NS)。
2. 膜性肾病Ⅱ期。

【诊断依据】

1. 大量蛋白尿,24 小时尿蛋白定量 >3.5 g。
2. 低蛋白血症,血浆白蛋白浓度 <30 g/L。
3. 水肿。
4. 高脂血症。
5. 肾活检示膜性肾病。

【鉴别诊断】

鉴别诊断原发性肾病综合征需与继发疾病鉴别。

1. 过敏性紫癜肾炎 好发于青少年,有典型的皮肤紫癜,可伴关节痛、腹痛及黑便,多在皮疹出现后 1~4 周出现血尿和(或)蛋白尿,典型皮疹有助于鉴别诊断。该患者无类似的临床表现和体征,故可排除。

2. 系统性红斑狼疮肾炎 好发于青、中年女性,依据多系统受损的临床表现和免疫学检查可检出多种自身抗体,即可明确诊断。该患者虽为中年女性,但临床上无多系统受损的表现,免疫学检查均为阴性,故可排除。

3. 糖尿病肾病 好发于中老年,肾病综合征多见于病程 10 年以上的糖尿病患者,早期可发现尿中微量蛋白排出增加,以后逐渐发展成大量蛋白尿。糖尿病病史和特征性眼底改变有助于鉴别诊断。患者无糖尿病病史,可排除。

4. 其他 该患者肾穿刺显示膜性肾病,部分膜性肾病患者,特别是老年患者是由淀粉样变或肿瘤所继发。该患者为年轻患者,临床上没有相关症状和体征,暂时不考虑。

【检查】

1. 出凝血时间、凝血酶原时间。
2. 尿比重、尿渗透压、尿酸化功能。
3. 肿瘤相关抗原。
4. 胃肠钡餐。

5. 胃镜检查。

【治疗方案】

1. 治疗原则　避免高蛋白饮食;激素和(或)免疫抑制剂抑制免疫和炎症;防治并发症。

(1)一般治疗:凡有严重水肿、低蛋白血症者需卧床休息。待水肿消失、一般情况好转后可起床活动。饮食:避免高蛋白,按 1.0 g/(kg·d) 的优质蛋白饮食,热量保证为 30～35 kcal/(kg·d)。低盐:氯化钠摄入量 <3 g/d,富含多聚不饱和脂肪酸及可溶性纤维。

(2)利尿消肿

①双氢克尿噻、呋塞米、螺内酯等,剂量根据患者的情况由小到大进行调整;②低分子右旋糖酐;③人体白蛋白,静脉注射;④持续缓慢单纯超滤(SCUF)。

(3)减少尿蛋白:血管紧张素转换酶抑制剂(ACEI);血管紧张素Ⅱ受体阻断剂(ARB)。

(4)免疫及炎症反应:根据不同的病理类型选择不同的激素和免疫抑制剂治疗。

①糖皮质激素,如泼尼松 1 mg/(kg·d),8～12 周,然后每 2 周减原用量的 10%,减至 20 mg 时更缓慢减药,并以最小有效剂量维持 1 年左右。②环磷酰胺(CTX):可静脉或口服,静脉应用 1.0 g/m²·month。不同的病理类型其需求和用量不一。③环孢素:开始剂量 5 mg/(kg·d),服药期间需监测并维持其血浓度谷值为 100～200 ng/ml。2～3 个月后缓慢减量。④骁悉:2.0 g/d,维持半年。

本例患者为膜性肾病,治疗先采用泼尼松和环磷酰胺。如效果不佳,可考虑使用环孢素或骁悉。

(5)中药治疗

①拮抗激素和细胞毒药物副作用;②雷公藤总苷 10～20 mg,3 次/日,口服。

(6)并发症的防治

①当血浆白蛋白低于 20 g/L 时,提示高凝状态,可给予抗凝治疗。如低分子肝素皮下注射(剂量按照不同的制剂而不同)。华法林口服,调整剂量以维持凝血酶原时间为正常水平的 1 倍。双嘧达莫和(或)肠溶阿司匹林。

②一旦发现感染,及时选用对致病菌敏感、强效且无肾毒性的抗生素。

③急性肾衰竭时,可选用袢利尿剂;无效时透析过渡;同时 SB 碱化尿液并且积极治疗原发病。

④洛伐他丁、普伐他丁等 HMG-CoA 还原酶抑制剂降血脂。当肾病综合征缓解后,高脂血症可自然缓解,则无须再继续治疗。

【建议】

1. 诊断上首先必须排除继发疾病。本例为年轻女性,尤其必须排除狼疮性肾炎和乙肝相关性肾炎。

2. 已知肾病综合征,尤其是膜性肾病有较高的血栓栓塞并发症,该患者为膜性肾病,同时伴有严重的低蛋白血症和高脂血症、水肿,使用利尿剂消肿,且使用较大剂量的糖皮质激素,因此短期给予低分子肝素抗凝同时合并抗血小板聚集药物以避免血栓栓塞的并发症。长期抗凝治疗缺乏根据。

3. 最近国外对本型采用甲泼尼龙(甲基强的松龙)联合苯丁氮芥治疗,可提高临床缓解率,延缓肾衰竭进展。

慢性肾盂肾炎

【病例】

陈××,女,52岁,退休中学教师,反复尿频、尿急、尿痛伴腰部不适3年。患者自述3年前起无明显诱因下多次出现尿频、尿急、尿痛及腰部不适,常伴发热、恶寒、乏力和夜尿增多,但无茶色尿、水肿等。发作时曾多次门诊查治,尿常规示白细胞50~60个/HP,中段尿培养为"大肠埃希菌",诊断为"尿路感染",予以诺氟沙星或阿莫西林等抗炎治疗。症状好转后即自行停药,未再复查尿液,疗程多为3~5日。20日前患者因同样原因在门诊治疗,予以复方新诺明治疗5日,症状好转后停药。1周前又出现尿频、尿急、尿痛和夜尿增多,下腹部不适,体温上升至38.1℃,为进一步治疗收治入院。

查体:T 37.6℃,P 82次/分,R18次/分,BP 105/75 mmHg,自动体位,意识清楚,精神不佳。皮肤黏膜未见发绀、黄染,未见皮疹及出血点,浅表淋巴结未及肿大。咽无充血,扁桃体无肿大。双肺呼吸音清,未闻及干湿啰音。心界无扩大,心率82次/分,心律整齐,各瓣膜区未闻及病理性杂音。腹平软,肝、脾肋下未触及,双肾区及肋脊角叩痛(+),腹水征(−)。双下肢无水肿。

辅助检查:血 WBC 13.0×10^9/L,N 80%,L 20%;尿常规:pH 5.5,尿比重1.006,尿 WBC(+++),RBC(++),蛋白(+),尿上皮细胞(+)。血肌酐170 μmol/L,血尿素氮10.5 mmol/L;血钾4.5 mmol/L,血钠132 mmol/L。ESR 43 mm/h。肝功能、血脂、血糖、各型肝炎病毒标志物均正常。中段尿培养:大肠埃希杆菌 4.5×10^5/ml,未见支原体和衣原体。尿结核菌培养:阴性。双肾B超:双肾大小不等,左肾实质轻度变薄。静脉肾盂造影(IVP):双肾大小不等,双肾下极均见局灶、粗糙的皮质瘢痕,邻近肾盏杯口变钝。

【初步诊断】

慢性肾盂肾炎(CP)。

【诊断依据】

1. 病史:反复发作的尿路刺激征,同时伴有全身感染症状,曾治疗,但疗程短,未随访。
2. 中段尿培养:大肠埃希菌菌落计数超过 10^5/ml。
3. IVP和B超示:双肾大小不等,见皮质瘢痕,结构变形。
4. 尿比重降低,夜尿增多等肾浓缩功能不全的表现。

【鉴别诊断】

1. **尿路感染** 主要指膀胱炎,膀胱炎占尿路感染的50%~70%。成年妇女膀胱炎主要表现为下尿路刺激征,如尿频、尿急、尿痛、排尿不适,患者常常伴膀胱区不适等症状。多数患者有白细胞尿,严重者可有血尿,一般无明显全身感染症状,少数患者可出现低热等,患者外周血白细胞计数和分类常无明显变化。本患者在尿路刺激征的同时伴有明显的全身症状,外周血白细胞计数明显增加,这些特点不符合下尿路感染的特点,故基本可排除。

2. 急性肾盂肾炎 急性肾盂肾炎是肾盂肾盏的急性炎症,细菌入侵肾脏可引起急性间质性肾炎和肾小管细胞坏死。其临床表现有:①尿路症状:下尿路刺激征和腰部或肋脊角压痛及叩痛;②全身症状:寒战、发热、头痛、恶心、呕吐等全身感染症状。常伴外周血白细胞计数增高,ESR 增快。本例病史中具有以上特点,但病程较长,类似病史反复发作,特别是 B 超,IVP提示双肾不对称性慢性损害,尿浓缩功能受到损害,故不能用急性肾盂肾炎来解释。

3. 尿道综合征 又称为无菌性尿频 - 排尿不适综合征。多见于中年妇女,尿频症状表现突出,均有长期使用抗生素无效病史。其须做 3 次清洁中段尿细菌定量培养,无真性细菌尿方可诊断。本病还存在一种情况称为"感染性尿道综合征",如衣原体和支原体感染。此类患者常有不洁性交史。本患者无此特点,同时患者使用抗生素症状均能改善,且已 2 次尿培养均无细菌发现,基本可排除无菌性尿道综合征。也没有发现衣原体和支原体,故可排除感染性尿道综合征。

4. 肾结核 肾结核患者尿路刺激征非常突出,以血尿为主,晨尿结核杆菌培养可阳性,普通细菌培养为阴性,IVP 可显示输尿管呈串珠状改变。本例患者有尿路刺激征,低热表现可能会误诊为肾结核,但其他临床症状和 IVP 检查及尿细菌培养均不支持。

【检查】

1. 尿免疫、尿渗透压、尿比重。
2. 清洁中段尿常规 + 菌落计数 + 药物敏感试验。
3. 尿抗体包裹细菌检查(ACB)。
4. 尿细菌的血清型检查。

【治疗方案】

1. 治疗原则 控制症状,消灭病原体,去除诱发因素及防止再发。

2. 治疗方案

(1)一般治疗

①适当休息;②摄入充足的水分,多饮水,多排尿,使尿路得到冲洗;③对症治疗:碳酸氢钠 0.5 g,3 次/日,以减轻尿路刺激征。

(2)抗菌治疗:在中段尿培养标本留取后,可口服磺胺甲基异噁唑 0.5 g/次,每日 4 次,同时多饮水,72 小时后判断疗效,有效者继续原药,无效者则按药敏换抗生素。疗程为 14 天。若多种抗生素治疗无效,可以选择 3~4 种抗生素轮流治疗,一种药物治疗 7~10 天后换为另一种药物治疗。

(3)急性感染控制后,可选择半剂量抗生素长期抑菌疗法,每日或隔日晚临睡前顿服。

(4)增强免疫:转移生长因子等增强机体抵抗感染的能力。

(5)外科手术矫正易感因素:如存在膀胱输尿管反流,先天性尿路畸形等容易引起尿路感染的易感因素,则可在感染控制后可以进行手术矫正。

【建议】

1. 药物的选择原则:药物应选择服药吸收快,能较快地获得高峰血浓度,主要由肾脏排泄在肾组织中有较高的浓度的药物。常用的有磺胺类、喹诺酮类、氨基糖苷类、头孢类、半合成青霉素(阿莫西林)。

2.抗菌药物的应用方式:可以联合或单剂治疗。轻症者可选择单剂治疗,症状严重者或治疗48小时后症状仍无改善者应换药或联合用药,联合用药可以选择氨基糖苷类联合另一个敏感抗生素。但对于肾功能不全者,氨基糖苷类应慎用。

3.抗菌药物的服药途径:症状轻者首选口服治疗,严重者可选择肌注或静脉注射。

4.对于慢性肾盂肾炎和尿路感染反复发作者,可以选择长程的低剂量药物抑菌治疗。尿路感染常常在药物停止后1周复发,而逐渐引起瘢痕形成,形成慢性损害。因此治疗后的随访非常重要。急性膀胱炎治疗有效3天后停药,到7天时应当复查尿液常规和细菌学检查,如治疗有效,未出现菌尿,则应在治疗结束1月时再复查一次;如果又出现真性菌尿,则应当进行14天疗法。

5.尿路感染的预防也很重要,平时应当加强卫生宣教,鼓励多饮水、排尿,严格掌握尿路器械的应用指征,对于经常感染者应经常清洗会阴,用抗菌油膏可能有效,鼓励性交后排尿和"二次排尿"。

慢性肾小球肾炎

【病例】

患者,男,46岁,恶心、少尿10天,气促2天。患者自述反复眼睑及双下肢水肿、泡沫尿,尿蛋白升高伴镜下血尿15年。血压升高史6年,乏力、夜尿增多史2年,近年无诱因下常易出现齿龈出血。入院前2周因进食不洁饮食出现腹泻,未进食4天,当时未予特别处理,近10天出现恶心、呕吐、尿量减少,乏力水肿加重、利尿效果不佳,近2天出现呼吸困难。病程中无明显尿频、尿急、尿痛史,无腰痛史,无脱发、关节痛、低热、口腔溃疡史,无新发皮疹和皮肤淤点、淤斑史,无肝炎病史,无多饮多尿、多食及消瘦史。无同类疾病家族史。

查体:T 36.7℃,P 116次/分,R 24次/分,BP 170/105 mmHg,意识淡漠,气促,呼吸较深,皮肤黏膜苍白、口唇稍发绀。咽部(-),扁桃体无肿大。颈软,皮肤黏膜无黄染,未见淤点、淤斑。面部无蝶形红斑,头发未见明显稀疏,眼睑及球结膜水肿。两肺呼吸音稍粗,两肺底可闻及湿啰音伴少量哮鸣音。心尖搏动位于左第五肋间锁骨中线外侧0.5 cm处,心尖搏动弥散,叩诊心浊音界向扩大,心率116次/分。心律齐,第一心音稍弱,心尖区闻及2级收缩期杂音,P₂不亢进。腹部平软,肝脾肋下未触及,未触及异常肿块,腹部移动性浊音阴性,未闻及血管杂音。双侧足背动脉可触及,周围血管征阴性,双下肢凹陷性水肿,肾区无叩痛,腰骶部中度水肿。无指趾末端出血点。神经系统体征阴性。

辅助检查:WBC 7.7×10⁹/L,N 0.64,L 0.36,Hb 60 g/L,RBC 2.9×10¹²/L;尿常规:蛋白(+++),比重1.010,沉渣见蜡样管型0~1个/HP,RBC 10~20个/HP,WBC(-);24小时尿蛋白定量1.8 g/d;ESR 28 mm/h;血尿素氮(BUN) 20 mmol/L,血肌酐(Scr) 1228 μmol/L,尿酸(UA) 686 mmol/L,肌酐清除率(Ccr)6.5 ml/min,KT/V 1.2,血白蛋白(Salb) 28 g/L,球蛋白25 g/L。血总胆固醇6.80 mmol/L,三酰甘油3.05 mmol/L;肝功能、血糖指标均在正常范围;血pH 7.254,HCO₃⁻ 13.0 mmol/L,PCO₂ 40 mmHg,PO₂ 60 mmHg,血钾4.8 mmol/L,血

钠 125 mmol/L,血钙 1.95 mmol/L,血磷 2.14 mmol/L,血 iPTH 504pg/ml。血补体全套指标在正常范围;IFANA、ENA 全套、抗心磷脂抗体和抗双链 DNA 抗体均阴性;肝炎病毒全套阴性;抗中心粒细胞胞浆抗体(ANCA)阴性。心电图:窦性心动过速。胸部 X 线:左心室扩大、肺淤血。超声心电图:左心室肥大,轻度二尖瓣关闭不全。B 超:双肾纵径 7.5 cm,肾皮质变薄,皮髓质结构分界不清;肝胆脾胰未见异常。

【初步诊断】

1. 慢性肾小球肾炎(CGN)。
2. 慢性肾衰竭(CRF)—尿毒症期。

【诊断依据】

1. 临床表现:水肿、泡沫尿史 15 年,血压高 6 年,夜尿增多 2 年,恶心、尿少 10 天伴气促。
2. 体检:① 有心力衰竭和代谢性酸中毒表现:气促、呼吸深大、口唇发绀;两肺底湿啰音伴少量哮鸣音而体温正常;心率快、心尖搏动弥散、心浊音界向左扩大;② 高度水肿:眼睑及双下肢、腰骶部凹陷性水肿;③ 贫血貌、血压升高。
3. 实验室检查:BUN 20 mmol/L,Scr 1228 μmol/L,Ccr 6.5 ml/min,KT/V 1.2;低钙高磷代谢性酸中毒;24 小时尿蛋白定量 1.8 g/d,血白细胞分类正常。
4. 肾脏 B 超检查,如双肾缩小、皮质变薄、皮髓质分界不清。
5. 心电图及心动超声及胸片提示存在左心室增大和心力衰竭表现。

【鉴别诊断】

1. 糖尿病肾病 患者常有 15~20 年的糖尿病病史,尽管已进入肾衰竭阶段,但仍有明显甚至大量蛋白尿,无明显血尿,肾脏无明显缩小,有糖尿病眼底病史。该患者血糖正常范围且无以上病史,可以除外。
2. 狼疮性肾炎 常有明显的肾外狼疮表现及相应的免疫性检查异常如 ds-DNA(+)、IFANA(+),ENA(+)或血补体降低等,患者无上述表现,也可以除外。
3. 肝炎相关性肾炎 患者常有肝炎病史以及肝功能损害表现,肝炎病毒标志常阳性,确诊要靠病理活检。
4. 淀粉样变 好发于老年人,多有大量蛋白尿,无血尿,常有全身其他部位淀粉样变表现如舌大、厚,低血压等。
5. 慢性肾衰竭合并肺部感染 也可有气促、肺底湿啰音,但应多伴有发热、血白细胞升高,胸片多在下肺野有渗出病灶,抗生素治疗有效。

【检查】

1. 血型,出、凝血时间。
2. 脑血流图。
3. 骨密度检查、CT。

【治疗方案】

1. 治疗原则 慢性肾衰竭时肾功能损害程度不同,治疗措施也不完全相同。早、中期的主要治疗方法包括病因治疗、避免加重因素、营养治疗、延缓肾脏疾病进展治疗、并发症治疗和胃肠道透析等。终末期肾衰竭(ESRD)的治疗除上述治疗如并发症治疗(纠正代谢性酸中毒和低钙高磷、纠正心力衰竭等)外,其主要有效治疗方法为透析和肾移植。

2. 治疗方案 主要为祛除加重因素、透析治疗,同时纠正并发症。

(1)纠正代谢性酸中毒:5%碳酸氢钠250 ml 静滴,当血 HCO_3^- >15 mmol/L 改为碳酸氢钠1.0 g,口服,3 次/d;难以纠正时立即透析治疗。

(2)纠正心力衰竭:①先用塞米100～400 mg 加入10%葡萄糖溶液中快速静滴;必要时再用600 mg 呋塞米加入10%葡萄糖溶液中快速静滴;②毛花苷 C 0.2～0.4 mg 加入25%葡萄糖液静注;若尿量无增加,心力衰竭症状无改善,立即透析治疗。

(3)透析治疗:血液透析或腹膜透析。

(4)控制高血压:可用钙通道阻滞剂氨氯地平或非洛地平5～10 mg,1 次/日,单用或加酒石酸美托洛尔12.5 mg,2 次/日或盐酸阿罗洛尔5～10 mg,2 次/日。此时 ACEI 或 ARB 要慎用,因患者已为 ESRD 期,易引起高钾血症。

(5)暂时低盐低磷优质低蛋白等热卡饮食:钠摄入<3 g/d,蛋白质0.6 g/(kg·d),热量35 kcal/(kg·d);加用开同4 片,3 次/日,口服。透析治疗后,蛋白质摄入逐渐增加,可达1.2 g/(kg·d)。

(6)纠正肾性贫血:重组人促红细胞生成素:3000 U 2 次/周或3 次/周皮下注射。铁剂:维铁缓释片1 片/日,或速力菲0.1 g,3 次/日,口服。

(7)控制钙磷代谢失调:先给予碳酸钙1 g,3 次/日,口服,当血磷降低接近正常时加用活性维生素 D_3 0.25 μg/d。

(8)对症处理,预防感染等并发症。

【建议】

尿毒症最有效的治疗是肾脏替代治疗,包括维持性血液透析、维持不卧床腹膜透析或肾移植。需要做肾移植,应在充分透析半年以上,全身情况明显改善后再考虑手术治疗。如所处环境无治疗条件,应尽快转诊上级医院。

脑血栓形成

【病例】

患者,男,70 岁,患者10 小时前休息时突感右侧肢体麻木、无力,家人发现其言语不流利,口角向左侧歪斜,无头痛、呕吐。随即送入医院就诊,测血压为160/90 mmHg,头颅 CT 检查未见明显异常。门诊以"脑梗死"收入院治疗。病后意识清楚,精神食欲差,大便未解,小便正常。既往3 年前体检时曾发现血压高达150/90 mmHg,未正规服药治疗。无糖尿病、心脏病史。否认吸烟、饮酒史。否认家族中有类似患者。

查体:36.3℃,P 84 次/分,R 14 次/分,BP 165/100 mmHg,情况可,精神差,双肺未闻及干、湿性啰音,心率 84 次/分,律齐,各瓣膜区未闻及杂音。专科体格检查:意识清楚,运动性失语,双侧视乳头边缘清晰,动静脉管径比例为 1:3,双侧瞳孔等大等圆,直径 4 mm,对光反射灵敏,眼球活动自如。右侧鼻唇沟变浅,口角向左侧歪斜,悬雍垂居中,伸舌偏右。右侧上、下肢肌力 3 级,左侧肢体肌力 5 级,右侧肢体肌张力增高、左侧正常,右侧肢体腱反射活跃、左侧正常。右侧偏身痛、温度觉较左侧减退,位置觉、振动觉双侧正常。右侧巴宾斯基征阳性、左侧阴性。颈部无抵抗,克匿格征、布鲁金斯基征阴性。

辅助检查:WBC 9.8×10^9/L,N 0.81,L 0.19;血尿素氮(BUN)7.8 mmol/L,肌酐(Cr)126.4 μmol/L,血糖 6.8 mmol/L;三酰甘油 2.6 mmol/L,胆固醇 7.1 mmol/L,血小板聚集率增高,纤维蛋白原 4.2 g/L。心电图:窦性心律,未见异常。颈动脉 B 超:双侧颈内动脉起始部粥样硬化斑块形成,颈内动脉轻度狭窄。颅脑 CT:未见明显异常。

【初步诊断】

1. 脑血栓形成(左侧内囊)。
2. 高血压病(2 级,极高危)。

【诊断依据】

1. 老年男性,有高血压病史,且血压控制不理想。
2. 安静状态下突发右侧肢体无力、麻木伴吐词不清,无头痛、呕吐、意识障碍,症状无进行性加重趋势。
3. 有右侧偏瘫和偏身痛、温度觉减退和右侧中枢性面、舌瘫的体征。
4. 颅脑 CT 没有发现异常。

【鉴别诊断】

1. 脑出血(CH) 临床上脑梗死主要与脑出血相鉴别,特别是大面积脑梗死的临床症状与脑出血极为相似,容易混淆。CT 或 MRI 检查可提供明确诊断。

2. 颅内占位性病变 某些硬膜下血肿、颅内肿瘤、脑脓肿等也可呈卒中样发病,出现偏瘫等局限性神经功能缺失症状,与脑血栓形成相似,应注意有无颅内高压征象,特别是视乳头水肿。脑脓肿患者可发现原发感染灶和初期感染史;硬膜下血肿有颅脑外伤史,偏瘫轻,意识障碍重。CT 或 MRI 检查不难鉴别。该患者没有颅内压增高的表现,颅脑 CT 没有发现相应影像学改变,因此可以排除以上疾病。

【检查】

1. MRI。
2. 脑血管造影。
3. 彩色多普勒超声检查(TCD)。
4. 超声心动图检查。
5. 脑电图。
6. 脑脊液检查。

【治疗方案】

1. 治疗原则 调整血压,防治并发症,防止血栓进展及减少梗死范围,对大面积梗死应注意防止脑疝发生。

2. 治疗方案

(1)一般治疗:维持呼吸道通畅及控制感染,行心电监护监测生命体征,予脱水剂甘露醇、呋塞米、白蛋白等降颅压。

(2)调整血压:血压维持在发病前水平或患者年龄应有的稍高水平,一般不使用降压药物。如出现向出血性梗死转化、心肌梗死、高血压性肾衰竭,应立即注射降压药物,同时加强对血压的监测,以免血压过低而导致脑血流灌注量的锐减而加重脑梗死。一旦出现低血压,应及时补充血容量或给予适量的升血压药。

(3)溶栓治疗:起病6小时内,无禁忌证者可行溶栓治疗,常用药物有尿激酶(UK)和组织型纤溶酶原激活剂(t-PA)。

(4)抗凝治疗:目的在于防止血栓扩展和新血栓形成。常用药物为低分子肝素。

(5)降纤治疗:通过降解血中纤维蛋白原,增强纤溶系统活性,抑制血栓形成。备选药物有降纤酶、巴曲酶、安克洛酶和蚓激酶等。

(6)抗血小板聚集治疗:发病后48小时内,对无梗死后出血的急性脑梗死患者给予阿司匹林75~125 mg/d,可降低死亡率和复发率。

(7)康复治疗:根据康复要求按阶段进行肢体训练,避免关节挛缩、肌肉萎缩和骨质疏松,并加强言语康复训练。

【建议】

在有条件的医院组建由多科医师参与的脑卒中病房,将脑卒中的急救、治疗和康复等结合为一体,使患者发病后能够得到及时、规范的诊断、治疗、护理及康复,有效降低病死率和致残率,提高生活质量。

脑出血

【病例】

患者,男,47岁,农民。6小时前患者正在做体力活动时突感左侧头痛,随即出现右侧肢体无力、麻木,站立不能,伴言语不清、口角流涎,无恶心、呕吐、抽搐和意识障碍。即急送入当地医院,测血压为191/92 mmHg,急诊颅脑CT示左侧基底核区出血。起病以来患者精神差,未进食,无大小便失禁。既往无类似病史,否认高血压病、糖尿病、高脂血症和心脏病史,有长期吸烟饮酒史。患者母亲有高血压病,6年前死于脑出血。

查体:T 36.6℃,R 20次/分,P 80次/分,BP 192/92 mmHg,一般情况可,精神差,查体合作,双肺未闻及干、湿性啰音,心率80次/分,律齐,各瓣膜区未闻及杂音。专科体格检查:意识清楚,运动性失语,眼底未见视乳头水肿,双侧瞳孔等大等圆,直径3 mm,对光反射灵敏,眼球运动自如,无眼球震颤,双侧额纹对称,右侧鼻唇沟稍浅,口角左歪,伸舌向右偏斜。右侧肢体肌力 0 ~ 1 级,左侧肢体肌力 5 级,右侧肢体肌张力减低、左侧正常,右侧肢体腱反射消失、左侧正常。右侧痛、温度觉较左侧减退,深感觉正常。双侧病理反射未引出。颈软,克匿格征、布鲁金斯基征阴性。

辅助检查:WBC $8.7 \times 10^9/L$, N 0.81;血糖、血脂、肝肾功能、电解质均正常。心电图:窦性心律,心肌轻度复极异常。颅脑 CT:左侧基底核脑出血,内囊受累。

【初步诊断】

1. 脑出血(左侧基底核区)。
2. 高血压病(3 级,极高危)。

【诊断依据】

1. 中年男性,活动中起病。
2. 有高血压病、脑出血家族史。
3. 突发头痛、右侧肢体麻木无力,伴言语不清、口角歪斜。
4. 体检血压增高、运动性失语、右侧中枢性面舌瘫、肢体偏瘫、偏身浅感觉减退。
5. 颅脑 CT 显示:左侧基底核区出血,累及内囊。

【鉴别诊断】

1. 脑梗死 患者头痛、呕吐等颅内压增高症状不明显,意识障碍没有或轻微,症状常在数小时至数天达高峰,典型者不难鉴别。不典型者颅脑 CT 可资鉴别。

2. 肿瘤卒中 发病前可能有慢性头痛病史,颅脑 CT 可能发现血肿呈混杂密度,但有时需经动态观察才能最终确诊。

3. 脑血管炎 常发生于年轻患者,血清免疫学检查可能有异常改变,DSA 有助于该病的诊断。

4. 全身性疾病 对发病突然、迅速昏迷且局灶体征不明显者,应注意与引起昏迷的全身性中毒(酒精、药物、一氧化碳)及代谢性疾病(糖尿病、低血糖、肝性昏迷、尿毒症)鉴别,病史及相关实验室检查可提供诊断线索。

【检查】

1. 脑 MRI 检查。
2. 数字减影脑血管造影(DSA)检查。
3. 脑脊液检查。

【治疗方案】

1. 治疗原则 急性期应保持安静,防止继续出血;脱水降颅压,调整血压,改善循环;加强护理,防治并发症。

2. 治疗方案

(1)一般治疗:发病后应尽可能就近治疗,减少不必要的搬动。平卧休息,保持安静,减少探视。严密观察体温、脉搏、呼吸和血压等生命体征,注意瞳孔和意识变化。保持呼吸道通畅,及时清理呼吸道分泌物,必要时给氧;如呼吸道分泌物过多过深且不易吸出和影响呼吸时,应及时气管切开。对烦躁不安、头痛或抽搐者,可予以镇静、止痛和抗惊厥药。尿潴留时应导尿,消化道出血宜暂禁食24～48小时,然后酌情安放胃管。定时更换体位,防止压疮。

(2)维持水、电解质平衡:病后每日入液量可按尿量＋500 ml计算,如有高热、多汗、呕吐或腹泻者,可适当增加入液量。维持中心静脉压5～12 mmHg或肺楔压在10～14 mmHg水平。注意防止低钠血症,以免加重脑水肿。每日补钠50～70 mmol/L,补钾40～50 mmol/L,糖类13.5～18 g。

(3)抗脑水肿治疗:①甘露醇:通常选用20%甘露醇125～250 ml,每6～8小时一次,疗程7～10天;如有脑疝形成征象可快速加压经静脉或颈动脉推注。冠心病、心力衰竭和肾功能不全者慎用。②利尿剂:常选用呋塞米和甘露醇交替使用,可增强脱水效果,每次40 mg,每日2～4次,静脉注射。③甘油:降颅压作用较缓和,用量过大或输液过快时易发生溶血,宜在症状较轻或重症的病情好转期使用,10%复方甘油溶液500 ml,每日1次,静脉滴注,3～6小时滴完。④其他可选用人血白蛋白,慎用地塞米松。在使用脱水剂时要注意水电解质平衡和肾功能情况。

(4)调整血压:应根据患者年龄、病前有无高血压、病后血压情况等确定最适血压水平。脑出血急性期血压＜180/105 mmHg,可不予处理;若病前血压偏高,急性期血压≥180/105 mmHg,也可不予处理;若病前血压正常,急性期血压≥180/105 mmHg,宜口服卡托普利、施慧达等降压药,但24小时内血压下降不宜超过30%;如血压过低,应找出原因及时处理,并选用多巴胺、间羟胺等升压药物。

(5)并发症的防治:①感染:发病早期病情较轻的患者如无感染证据,通常可不用抗生素;合并意识障碍的老年患者易并发肺部感染,或因尿潴留或导尿等易合并尿路感染,可根据痰培养、尿培养及药物敏感试验结果选用抗生素;同时保持气道通畅,加强口腔和气道护理;痰多不易咳出者可及时行气管切开术。②急性胃黏膜病变:可致消化道出血。预防可用H_2受体阻带剂,一旦出血应按上消化道出血的常规进行治疗,若内科保守治疗无效可在内镜直视下止血;应防止呕血时引起窒息,同时应补液或输血以维持血容量。③癫痫发作:频繁发作者可静脉缓慢推注地西泮10～20 mg,一般不需长期治疗。④中枢性高热:宜行物理降温,于头部和颈部大血管处放置冰帽,冰袋或冰毯以降低脑部温度和新陈代谢,有利减轻脑水肿和降低颅内压等。⑤下肢深静脉血栓形成:表现为肢体进行性水肿、发硬,勤翻身、被动活动或抬高瘫痪肢体可以预防,一旦发生,可以给予适当低分子肝素治疗。

(6)手术治疗:可根据病情选用以下术式:①经皮颅骨小锥孔血肿穿刺抽吸术:在局麻下10分钟左右即可完成,用于老年、危重患者的急救。如血凝块不易吸出者,还可向血肿腔内一次性注入尿激酶10 000 U。②开颅血肿清除术:能有效快速清除血肿,解除脑组织受压,有助于抢救生命和神经功能的恢复。

(7)康复治疗:通过物理、针灸、运动再学习、语言再训练和心理治疗,促进瘫痪肢体、语言和心理障碍的恢复。

【建议】

1.一般治疗　脑出血的一般治疗十分重要,首先要保持患者安静卧床休息以避免再出血。多数脑出血患者合并呼吸道分泌物增多,应特别注意保持呼吸道通畅。电解质紊乱可使意识障碍加深,严重影响预后,故保持水盐电解质平衡、内环境稳定也很重要。脑低温治疗是公认的脑保护的有效治疗措施,但是要避免出现冻伤和体温不升的情况。

2. 糖皮质激素的使用　糖皮质激素虽可降低毛细血管通透性,但用药后 12～36 小时才显示作用;而且易并发感染或加重应激性溃疡,影响血糖和血压的控制,故不主张常规使用;对病情危重者可早期短时间应用,地塞米松 10～20 mg/d,静滴。

3. 血压的调控　脑出血后为保持相对稳定的脑血流,在颅内压增高情况下,脑血管自动调节引起血压暂时升高,随着颅内压下降,血压也会随之下降,因此通常不使用降压药,盲目将患者的血压降低,会导致正常脑组织灌注不足。

4. 外科治疗　对挽救重症患者的生命及促进神经功能的恢复十分有益。应根据患者的年龄、出血的部位、出血量的大小、病因、意识状况和全身状况决定,尽量选择创伤小的手术方式。

5. 康复治疗　脑出血后应注意使患肢处于功能位,病情稳定后宜尽早进行康复治疗,对恢复神经功能,提高生活质量大有裨益。同时针对患者出现的抑郁、焦虑予以药物和心理治疗。

蛛网膜下腔出血

【病例】

刘××,女,43 岁。患者于 5 小时前吃饭时突感爆裂样头痛,随后意识不清,约 3 分钟后清醒,出现恶心,间断呕吐 3 次,呕吐物为胃内容物,无发热、抽搐、肢体活动障碍。发病以来,精神差,未进食。既往 3 个月前发作相同性质头痛 1 次,但无意识障碍,持续约 5 小时后自行缓解。半年前发现血压高,为 180/100 mmHg,经口服降压药,现控制在 120/80 mmHg 左右。

查体:T 36.7℃,R 20 次/分,P 75 次/分,BP 108/58 mmHg,心、肺、腹无明显异常。专科情况:神清语利,记忆力、定向力和计算力正常。眼底动脉和静脉之比为 1:3,未见眼底出血,眼球运动自如,双侧瞳孔等大等圆,直径 3 mm,对光反射灵敏。双侧额纹对称,嘴角无歪斜,伸舌居中。四肢肌力肌张力正常,腱反射(++)。深浅感觉正常。病理征未引出,颈有抵抗感,双侧克匿格征阳性。

辅助检查:血常规示 WBC 9.75×10^9/L,N 0.65;肝肾功能、血糖、血脂及电解质检查均在正常范围。颅脑 CT 示蛛网膜下腔出血。数字减影脑血管造影(DSA)示右颈内动脉瘤(虹吸部 C3 段动脉瘤)。

【初步诊断】

1. 蛛网膜下腔出血。
2. 颅内动脉瘤(右侧颈内动脉 C3 段)。
3. 高血压病(3 级,极高危)。

【诊断依据】

1. 突发剧烈头痛、恶心呕吐,伴一过性意识障碍。
2. 体格检查脑膜刺激征阳性,无局灶性神经系统定位体征。
3. 颅脑 CT 示蛛网膜下腔出血。

4. DSA 示颅内动脉瘤。

【鉴别诊断】

1. 脑出血(CH) 多有偏瘫、失语等局灶性神经功能缺失的症状和体征,颅脑 CT 易于鉴别两者。

2. 颅内感染 起病不如 SAH 急骤,伴有发热及全身感染征象,血常规白细胞可增高,脑脊液细胞学检查呈明显的炎性改变而非血性,有时可找到相应的病原体,颅脑 CT 扫描多正常。

3. 血管性头痛 既往有反复类似发作史,脑膜刺激征阴性,腰穿和颅脑 CT 正常。

【检查】

1. 脑脊液检查。
2. 脑 MRI 检查。

【治疗方案】

1. 治疗原则 控制继续出血,防治血管痉挛,去除病因防止复发。
2. 治疗方案
(1)内科治疗
①一般治疗:绝对卧床休息 4～6 周,避免用力排便和情绪波动,可用缓泻剂和便软化剂保持大便通畅;防止剧烈咳嗽,烦躁不安者适当给予止痛镇静药如布桂嗪、安定和苯巴比妥等。
②抗纤溶治疗:最常用的抗纤溶剂是 6 - 氨基己酸,通常 24 g/d,连用 3 天,之后改为 8 g/1 次/日,维持 3 周或到手术前。然而必须注意抗纤溶治疗可能会诱发脑出血,故应监测出血时间。
③防治血管痉挛:常用钙通道拮抗剂尼莫酮 10 mg/d,静滴 1 mg/h,连续 14 天,注意密切观察血压。
④降颅压:常用 20% 甘露醇 125 ml 静滴,每 6～8 小时一次,20 分钟内滴完,60 岁以上老人酌情减量或选用呋塞米、白蛋白。药物降颅压效果不佳并有脑疝可能时,可行去颅骨瓣减压或脑室穿刺引流术,以挽救患者生命。
⑤脑脊液置换术:可行腰穿缓慢放出血性脑脊液,每次 10～20 ml,并注入适量生理盐水以引发脑疝。
(2)外科治疗:经 DSA 证实有动脉瘤或动静脉畸形者,应争取手术或介入治疗。

【建议】

1. 一般治疗 绝对卧床,防治肺部感染、应激性溃疡等,对防止再出血和改善预后均很关。

2. 脱水和扩容 SAH 急性期脑水肿较为严重,因此要适当脱水;而同时患者入水量少,加脱水利尿,血容量减少,可能会加重脑血管痉挛,因此要适量给予扩容剂。在一定程度上,两存在治疗矛盾,此时可选用胶体溶液,以白蛋白为好。

3. 脑脊液置换术 主要有缓解头痛、减轻脑血管痉挛和防止蛛网膜粘连三方面作用。但意放液要缓慢,每次置换 10～20 ml,操作频率以 2 次/周为宜,以免引起颅内压剧烈波动而诱发动脉瘤再次破裂。

4.外科治疗　SAH 常见病因为动脉瘤和动静脉畸形,应及时手术或介入治疗,根除病因避免再出血。手术时机的选择很关键,最好在发病后 3 天内或 3 周后,因为发病后 3 天至 3 周为脑血管痉挛和脑水肿的高峰期,手术难度大,效果差。

继发性癫痫

【病例】

患者,男,32 岁,反复发作性右上肢抽搐 7 年。患者自述 25 岁开始出现反复右上肢发作性抽搐,开始时为 2~3 个月发作一次,每次 1~2 分钟,无意识障碍。近两年来,患者发作频繁,约每月发作一次,其中 3 次出现四肢抽搐伴意识丧失(首先右上肢抽搐,然后四肢抽搐,口吐白沫,昏迷,尿失禁,每次约 5 分钟,发作过后昏睡)。平时不规则服用卡马西平、苯妥英钠及中药偏方,控制不佳。既往无特殊病史,无外伤史,无生食螃蟹及米猪肉史。家族中无类似疾患。

查体:T 36.7℃,P 80 次/分,R 20 次/分,BP 100/70 mmHg,一般情况好,发育正常,头颅无畸形,心、肺、腹部正常。意识清楚,智力正常,言语流利,双侧瞳孔等大,对光反射灵敏,余脑神经无异常。颈无抵抗;四肢肌力 5 级,肌张力正常,指鼻、轮替、跟膝胫试验均正常。右肱二头肌反射、肱三头肌反射、右膝反射较左侧活跃,右霍夫曼征(+),巴宾斯基征(±),左侧病理征(−)。

辅助检查:脑电图(EEG):散在棘波、尖波,以左侧颞顶叶明显。颅脑 MRI 提示左顶叶深部海绵状血管瘤可能。实验室检查:三大常规和肝肾功能正常。

【初步诊断】

1.单纯部分性发作继发全面性强直 – 阵挛发作。
2.海绵状血管瘤。

【诊断依据】

1.反复发作性右上肢抽搐时不伴意识障碍,继发四肢抽搐时伴意识障碍。
2.EEG 示以左侧颞顶叶明显的散在棘波、尖波。
3.MRI 提示左顶叶深部海绵状血管瘤。
4.按发作类型分,诊断为单纯部分性发作继发全面性强直阵挛发作;按病因分,诊断为继发性癫痫。

【鉴别诊断】

1.原发性全面性强直 – 阵挛发作　部分性发作继发全面性强直阵挛发作与原发性全面性强直 – 阵挛发作的主要区别在于临床表现与 EEG 所提示的痫性发作起始的部位是源于一侧大脑还是双侧大脑。前者系先从部分性发作(单纯部分性或复杂部分性)开始,继而出现全面性强直阵挛发作,EEG 异常放电从局部或半球开始继而向全脑扩散;后者系一开始就表现全面性强直－阵挛发作，EEG 也是一开始就为双侧大脑同步异常放电。

2.复杂部分性发作　复杂部分性发作与单纯部分性发作的主要区别在于发作时是否伴有意识障碍。复杂部分性发作是在先兆之后，患者呈部分性或完全性对环境接触不良，做出一些表面上似有目的的动作，即自动症，如机械地重复原来的动作，或出现其他动作如吮吸、咀嚼、舔唇、清喉，或是搓手、抚面、解扣、脱衣、摸索衣裳、挪动桌椅，甚至游走、奔跑、乘车上船；也可有自动言语或叫喊、唱歌等。EEG 常为一侧或两侧颞区棘波或尖波。

3.假性癫痫发作　假性发作又称心因性发作，可以模拟各型癫痫发作的症状，但多在情绪波动后发生，且症状有戏剧性，发作场所有所选择，可通过暗示治疗终止发作。假性发作一般不会有自伤行为和尿失禁。强烈的自我表现、精神刺激后、发作中哭叫、出汗、闭眼等为其特点。

【检查】

1.颅脑 CT。

2.脑血管造影。

3.血、尿、便常规检查及血糖、电解质（钙磷）测定。

4.脑脊液检查。

【治疗方案】

1.治疗原则　癫痫治疗包括对症治疗和对因治疗两部分。有明确病因者应行病因治疗，比如该患者应手术切除海绵状血管瘤。对多数患者而言，对症治疗（控制癫痫发作）仍是目前癫痫治疗的主要手段。

2.治疗方案

（1）不管手术与否或手术前后，均应开始系统抗癫痫治疗，根据发作类型（单纯部分性发作继发全面性强直－阵挛发作），首选卡马西平 0.1 g，2 次/日或 3 次/日，根据疗效、副反应及血药浓度，调整药物的剂量至 0.2 g，2 次/日或 3 次/日。

（2）建议该患者行手术切除病灶。对于某些难治性癫痫患者，即经系统药物治疗，并在血药浓度监测下治疗 2 年仍不能控制，每个月发作在 4 次以上，病程在 3 年以上者，可考虑手术治疗。

【建议】

1.一经确诊为癫痫，原则上应及早用药，但仅有一次发作而有明确诱因或数年一发者可先观察，暂不给药。

2.尽快控制发作：应长期按时定量服药，间断服药既无治疗价值，又有导致癫痫持续状态的危险。

3.按癫痫发作类型选药：选择有效、安全、价廉和来源有保证的药。该患者为部分性发作，首选卡马西平，如无效，可考虑换用苯妥英钠。

4.合适的药物剂量：通常从小剂量开始，逐渐增加至有效控制发作而无明显毒副作用的剂量，坚持长期按时定量服用。最好根据血浆药物浓度监测来调整剂量。儿童因随年龄增长而体重不断增加，故需经常调整药物剂量。

5. 单一用药为主：一般主张单一用药,只有当一种药物最大剂量仍不能控制发作、出现明显毒副作用或有两种或两种以上发作类型时,可考虑两种药物联合应用,但需注意药物相互用,如苯妥英可降低苯巴比妥、丙戊酸钠的血药浓度,丙戊酸可显著延长拉莫三嗪的半衰期等。

6. 换药：某一药物用至极量,血药浓度也超出常量范围,半年仍不能控制发作,或有严重副作用,需考虑换药或联合用药。除因毒副作用而无法继续使用者外,严禁突然撤换,以免引起持续状态。换药宜有至少1周以上的交替时间。

7. 停药：一般原发性者完全控制2～5年后,脑电图正常者可考虑停药。停药宜逐渐减量,最好在3～6个月或更长时间内完成;合并用药者宜先停半衰期短的药;若复发则恢复到减药前的剂量。对继发性癫痫有时停药困难,可能要终身服药。

精神分裂症

【病例】

患者,男,24岁,工人,因精神失常3个月多而入院。患者平素性格比较狭隘,"胆子小",对自己不满意的事"多记在心里",且表现得很孤独,生活懒散,且逐渐常有发呆,不修边幅,见人犯了错误,患者即甚恐惧,怕连累自己,自此即非常沉默,不敢见人。厂方见患者情绪有些异常,即送其回家。在路上听到广播声音,则说在宣传他的贪污问题,并说报纸上都登载他的事,且说所有人都串通一起对付他。回家后常发呆,有时突然大笑。在家1个月余不敢出门,有时说墙在动,床上有电。同事来探望时患者只是呆立,不说话。两个月后精神失常日益明显,妹给水喝,则当面倒掉,说水内有毒药。吃饭要家人先吃后才吃,晚上不能入睡,常侧耳倾听,谓隔壁人在骂他,如此1个多月,经常呆坐至天亮,不承认有病,被家人强迫送来入院。患者自幼受父母溺爱,性格孤僻,怕生人,不愿与人来往,读书聪明,平时沉默寡言,对周围事物不感兴趣,不关心。

查体：入院后一般体格检查,神经系统及化验检查均无异常发现。

精神检查：患者大多躺在床上,衣着尚整齐,头发很长,不主动和人说话,对周围事物不关心,吃饭不主动,但生活能自理,对医护人员检查能合作,常常看小说,与之谈话态度不够自然,表情疑惧,目光呆滞,常叹气,说话声音低、慢,有重复,智能方面如记忆力、定向力、一般常识、计算力均无明显障碍,不承认自己有病。住院期间,常说某人要害他,且要医师帮助他,后对医师也不相信,认为医师不让出院是有意扣留他,且认为医师了解他的秘密。经治疗后痊愈出院。

【初步诊断】

精神分裂症(妄想型)。

【诊断依据】

1. 发病年龄大多在20～35岁,发病较缓慢。

2. 临床表现较复杂,常以多疑或性格古怪开始。

3. 有影响观念、幻觉,尤其突出症状有被害妄想。

4. 情感、意识、思维异常,精神活动不协调,无意识障碍及智能障碍。

5. 体格检查、神经系统及化验检查均无特殊发现。

【鉴别诊断】

1. **脑器质性及躯体疾病所致精神障碍** 凡是能引起大脑功能异常的疾病均可以出现精神症状。鉴别要点如下。

(1)这类患者往往同时伴有意识障碍,症状有昼轻夜重的波动性,幻觉多为恐怖性幻觉。

(2)有确凿的临床及实验室证据,证明患者的精神状态与脑器质或躯体疾病有密切的伴随关系。

2. **药物和精神活性物质所致精神障碍** 某些神经活性物质和治疗药物会引起精神症。鉴别要点如下。

(1)有明确的用药史。

(2)发病与用药密切相关。

(3)症状符合药物所致症状的特点。

3. **心境障碍** 躁狂和抑郁都可能伴有分裂症的症状。

(1)多数情况下,精神病性症状与患者的心境相协调。

(2)有时也会出现一些与当前心境不协调的短暂幻觉、妄想症状,这就需要结合既往病史、病程、症状持续时间及疾病转归等因素做出判断。

4. **神经症** 一些分裂症患者早期可有神经症的某些表现。

(1)神经症患者有自知力,对自己的疾病感到痛苦,求治心强烈,而分裂症患者对自己的种种不适缺乏痛苦感,也缺乏求治的强烈愿望。

(2)有些貌似"神经衰弱"分裂症患者存在显著的动机不足、意志减弱。

(3)有些分裂症患者的强迫症症状荒谬离奇,且"反强迫"意愿不强烈。

5. **偏执性精神障碍**

(1)病前常有性格缺陷。

(2)以妄想为主要临床相,妄想结构严密、系统,妄想内容有一定的事实基础,是对事实的片面评价和推理的基础上发展而来,不经调查难辨真伪。

(3)思维有条理和逻辑,行为、情感反应与妄想观念相一致。

(4)无智力和人格衰退。

(5)一般没有幻觉。

6. **人格障碍** 某些分裂症患者,特别是青少年起病患者,表现出假病态人格,病情进展缓慢者。

(1)详细了解患者从童年时期开始的生活、学习经历。

(2)病态人格是一个固定的情绪、行为模式,只是量的变化。

(3)一般无精神病性症状。

【检查】

1. 颅脑 CT 检查。

2. 脑 MRI 检查。

【治疗方案】

精神分裂症患者无论是首次发病还是复发,抗精神病药物治疗均应作为首选的治疗措施,而健康教育、工疗、文娱疗法、心理干预等措施应贯穿治疗的全过程,即目前倡导的全程治疗。对部分分裂症患者,药物治疗效果不佳和(或)有木僵(违拗)、频繁自杀、攻击冲动,急性期治疗可单用电抽搐治疗。

1. 药物治疗

(1)一般用药原则 分裂症药物治疗必须系统而规范,强调早期、足量、足疗程、一般单一用药、个体化用药的原则。治疗应从小剂量开始逐渐加到有效推荐量,药物增量速度依药物特性及患者特质而定,维持剂量可酌情减少,通常为巩固治疗期间剂量的 1/2 ~ 2/3(要个体化)。高剂量时,应密切评估药物的治疗反应和不良反应,并给予合理的调整。一般情况下不能突然停药。

(2)选药原则

①应依据患者对药物的依从性、个体对药物的反应、副反应大小以及长期治疗计划、年龄、性别及经济状况而选择药物。

②当今国外治疗指南推荐非经典抗精神病药,如利培酮、喹硫平、奥氮平等为一线药物。

③现就我国实际用药情况,经典药物如氯丙嗪、奋乃静、舒必利,在不少地区仍广为应用,也可作为首选。而其他第一代药物、第二代氯氮平作为二线药物使用。

④氯氮平(锥体外系反应除外)诱发粒细胞减少等不良反应较重,建议慎用。氯氮平主要用于难治性分裂症。

⑤既往治疗有效的药物,本次治疗仍然有效。

(3)药物治疗程序与时限

①治疗程序:包括急性期治疗(至少6周)、巩固治疗期(3~6个月)、维持治疗期(1年以上)。

②如患者为首次发病,且在1年的维持治疗期间无阳性症状及复发迹象,可试行停药观察方案。

③对目前症状控制良好已经1年,但既往有1次或多次发作的患者,应长期维持治疗,除非有不可耐受的副作用及某些禁忌证的出现。

注意:抗精神病药物的不良反应常见:①为嗜睡、口干、全身无力、心动过速、视物模糊、便秘;②锥体外系反应:其中帕金森综合征、急性肌张力障碍和不能静坐三种表现可用中枢抗胆碱药对抗,迟发性运动障碍用上述药无效反而可加重;③直立性低血压:多见于大剂量或注射后,发生时可静脉滴注去甲肾上腺素,禁用肾上腺素;④肥胖、泌乳、闭经、性欲丧失等;⑤其他:肝功能损害、粒细胞缺乏、药疹等。出现药物不良反应处理通常是减量或换药及给予对症处理。

(4)合并用药

①如患者出现持续的焦虑、抑郁和敌意等症状,即使抗精神病药对阳性症状控制较好,仍应合用辅助药物。

②如患者已接受合适的抗精神病药物治疗,甚至包括氯氮平,但仍表现持续的阳性精神病性症状,应合并应用辅助药(增效药物),或电抽搐(ECT)治疗,或联合使用不同种类的抗精神

药物,亦可单独应用 ECT 治疗。

③辅助药物:包括苯二氮䓬类、情绪稳定剂、抗抑郁药等。

④联合用药:以化学结构不同、药理作用不尽相同的药物联用比较合适,达到预期治疗目标后仍以单一用药为宜,作用机制相似的药物原则上不宜合用。

(5)安全原则:在开始抗精神病药物治疗前,均应常规检查:血常规、肝功、肾功、心功能和血糖,并在服药期间要定期复查对比,发现问题及时分析处理。

2. 心理与社会干预 患者精神症状消失,自知力恢复,仅达到了临床治愈的标准。理想状态是,恢复并保持良好的健康状态,恢复原有的工作和学习能力,重建恰当稳定的人际关系,这样才算达到全面的社会康复。

(1)行为治疗(社会技能训练):虽对减少精神症状效果不明显,但能改进个体社会适应能力。

(2)家庭干预:要素是心理健康教育,使家庭成员和患者对疾病的诊治有正确的理解等;行为问题的解决方法;家庭支持及危机处理措施等相结合。

(3)社区服务:进入社区个案管理,促使患者心身的全面康复。

【建议】

1. 出院前的心理治疗 在精神分裂症患者经住院治疗大部分精神症状消失后,自知力部分恢复,通过心理治疗,帮助患者认识自己的精神症状变化的情况,鼓励患者树立战胜疾病的信心,教会患者一些防治疾病复发的方法。

2. 对患者家属进行健康教育,使患者得到医疗性监护的保证及心理上的支持。

3. 建立定期门诊随访制度,指导患者服用适量的维持治疗药物,通过药物治疗预防复发,研究表明,维持服药治疗可以有效降低复发率。

4. 提高全社会的心理卫生知识水平,可以从社区开始进行精神卫生知识的宣教工作,在有条件的社区建立日间医疗站,为精神分裂症患者营造良好的社会环境,帮助他们重返社会。

第二章 >>>

外科常见病

急性肠梗阻

【病例】

患者,男性,36 岁,因腹痛腹胀,伴恶心呕吐 1 天急诊来院。患者于 36 小时前突然发生腹痛,遍及全腹,以右下腹为甚,为阵发性绞痛,伴有肠鸣,多次呕吐,开始暗绿色液体,以后呕物有粪臭味。近两天来未进食,未排便排气,尿少,无发热。两年前曾因急性阑尾炎穿孔做阑尾切除术。查体:急性病容,意识清楚,T 37.6℃,BP 100/60 mmHg,P 132 次/分,皮肤无染,明显干燥,弹性差,心肺正常,腹膨隆,未见肠型,全腹触诊柔软,广泛轻压痛,无反跳痛,触及肿块,肝脾不大,肠鸣音高亢,可闻气过水声。辅助检查 X 线腹部透视有多个液气平面血常规:Hb 160 g/L,WBC 10.5×10^9/L。

【初步诊断】

急性肠梗阻(机械性,粘连性,低位)。

【诊断依据】

1.病史 中年患者,腹痛腹胀伴恶心呕吐 1 天,有腹部手术史。

2.症状 阵发性腹痛,伴肠鸣音亢进,腹胀,呕吐;停止排便与排气。

3.体征 急性面容,腹膨隆未见肠型,全腹触诊柔软,广泛轻压痛,无反跳痛,未触及肿块肝脾不大,肠鸣音高亢,可闻气过水声。

3.辅助检查 腹透有多个液气平面;血常规 WBC 10.5×10^9/L。

【鉴别诊断】

1.急性胃肠炎 进食不洁食物后,患者出现腹痛,恶心、呕吐、腹泻为主要表现。

2.右侧输尿管结石 可引起右侧腰腹部绞痛、血尿,但无腹胀及肛门停止排便、排气现象X 线片、B 超等检查可明确诊断。

【检查】

1.尿常规及沉渣镜检。

2.B 超,用以除外胆囊结石、胆囊炎及尿路结石等。

3. 血酸碱度及电解质含量测定,以协助制订治疗方案。

【治疗方案】

1. 禁食:留置鼻胃管持续胃肠减压。
2. 输液:抗生素抗炎,纠正脱水及酸中毒,为手术做好准备。
3. 手术治疗。

【建议】

转上级医院进一步治疗,必要时手术。

腹部闭合性损伤

【病例】

患者,女性,23 岁,腹部撞击后疼痛 12 小时,加重 6 小时就诊。患者 12 小时前乘坐拖拉机时撞车,被木柱击中腹部,腹壁挫伤后感腹部剧痛,休息后逐渐缓解,但 6 小时后腹部又开始疼痛,呈持续钝痛,伴有腹胀,逐渐加重,而来院就诊。查体:BP 118/78 mmHg,P 80 次／分,R 20 次／分,T 37.6℃。意识清楚,合作,心肺未见异常;腹稍胀,腹式呼吸减弱。脐周可见腹壁青紫,全腹均有压痛,而以腹中部最重,腹肌稍紧张,反跳痛较明显,肝浊音界存在,移动性浊音可疑,肠鸣音减弱。

【初步诊断】

腹部闭合性损伤、肠管破裂。

【诊断依据】

1. 病史 腹部外伤后疼痛 12 小时,加重 6 小时。
2. 体征 脐周皮肤青紫,腹部压痛以脐周为重,有腹膜刺激征,肠鸣音减弱。

【鉴别诊断】

1. 肝、脾破裂 损伤部位应为上腹部,常有失血性贫血甚至休克表现,而腹膜刺激征轻。
2. 单纯腹壁损伤 表现为腹壁疼痛,平卧令其抬头时腹壁疼痛加剧,一般无腹膜刺激征。
3. 泌尿系损伤 多有血尿表现。

【检查】

血常规、尿常规、腹部平片、腹部 B 超、腹腔穿刺等。

【治疗方案】

1. 禁食、胃肠减压、补液、抗炎等对症处理。
2. 严密观察病情及腹部症状体征变化,必要时手术治疗。

【建议】

如无手术条件请及时转院。

急性阑尾炎

【病例】

患者,女,18 岁,转移性右下腹痛 7 小时。7 小时前患者突然发生上腹部阵发性隐痛,伴恶心、呕吐 2 次,量少,为胃内容物。自服"藿香正气水"后症状无明显缓解,约 2 小时前,腹痛转移到右下腹,伴发热。查体:T 38.9℃,P 96 次/分,R 20 次/分,BP 120/80 mmHg,下腹有压痛、反跳痛及肌紧张,尤以右下腹明显。移动性浊音阴性,肠鸣音减弱。腹腔穿刺抽出少量浓性液体。血常规检查:RBC 4.5×10^{12}/L,WBC 14.5×10^9/L,N 89%,X 线检查未见异常。

【初步诊断】

急性阑尾炎(化脓性)。

【诊断依据】

1. 病史　转移性右下腹痛 7 小时。

2. 体征　T 38.9℃,P 96 次/分,R 20 次/分,BP 120/80 mmHg,右下腹有压痛、反跳痛及肌紧张,以麦氏点处最为明显。

3. 常规检查结果　RBC 4.5×10^{12}/L,WBC 14.5×10^9/L,N 89%。

【鉴别诊断】

1. 急性胃肠炎　恶心、呕吐和腹泻等消化道症状较重,无右下腹固定压痛和腹膜刺激征。

2. 胃、十二指肠溃疡穿孔　患者多有溃疡病史,表现为突然发作的剧烈腹痛,全腹压痛,腹壁板状强直等腹膜刺激症状相当明显;胸腹部 X 线检查如发现膈下有游离气体,则有助于鉴别。

3. 胆道系统感染性疾病　有明显右上腹绞痛,向右肩背放射,甚至出现黄疸,常有反复右上腹痛史。

4. 急性肠系膜淋巴结炎　多见于儿童,往往现有上呼吸道感染史,腹部压痛部位偏内侧范围不太固定且较广,并可随体位变更。

5. 妇产科疾病　如异位妊娠破裂、卵巢滤泡或黄体囊肿破裂、急性盆腔炎等,根据相应临床表现、HCG 检查、妇科检查等可予以鉴别,B 超检查也有助于诊断和鉴别诊断。

6. 右侧输尿管结石　多呈突发的右下腹阵发性剧烈绞痛,疼痛会向会阴部、外生殖器放射,右下腹无明显压痛,多有血尿表现,B 超或 X 线可在输尿管走行部位呈现结石阴影。

【检查】

B 超、尿常规、腹部平片、腹腔镜检查。

【治疗方案】

1. 完成各项急症术前检查。

2. 手术治疗。

3. 抗炎,补液,对症支持治疗。

【建议】

如无手术条件,及时转上级医院治疗。

直肠癌

【病例】

患者,男,55 岁,因排便习惯改变 1 年,黏液脓血便 1 个月就诊;近年来,出现下腹部隐痛,排便次数增加,1 个月来,有里急后重感,大便带有黏液脓血,时感疲乏无力,体重下降 12 kg,腹泻便秘交替出现,大便性状改变来就诊。查体:T 38.3℃,P 96 次/分,BP 110/70 mmHg,R 18 次/分。血常规检查:Hb 60 g/L,RBC 4.8×10^{12}/L,WBC 11.4×10^9/L,N 83%,下腹轻压痛,未触及肿块,直肠指检发现直肠前壁及右侧壁有质地较硬、凹凸不平的包块。

【初步诊断】

直肠癌。

【诊断依据】

1. 病史　排便习惯改变 1 年,黏液血便 1 个月,体重下降 12 kg。

2. 体征　下腹轻压痛,未触及肿块,直肠指检发现直肠前壁及右侧壁有质地较硬、凹凸不平的包块。

【鉴别诊断】

1. 直肠息肉　直肠息肉是直肠黏膜突向肠腔隆起性病变,属于良性病变。

2. 痔　痔是直肠下端黏膜下和肛管皮下静脉丛纡曲、扩张形成的静脉团块。

3. 结肠癌　是结肠黏膜上皮或腺上皮的恶变,进行结肠镜检是鉴别的关键。

【检查】

1. 直肠指诊,大便潜血检查。

2. 内镜检查,包括直肠镜、乙状结肠镜和纤维结肠镜。

3. 影像学检查,包括钡剂灌肠、腔内 B 超、腹部 B 超、MRI 或 CT。

4. 血清癌胚抗原(CEA)测定。

5. 活组织或脱落细胞病检。

【治疗方案】

1. 加强营养支持。
2. 矫正贫血和低蛋白血症。

【建议】

建议转上级医院进一步诊治,如手术治疗、放射治疗、化疗等。

胆囊结石合并急性胆囊炎

【病例】

患者,女,48 岁,阵发性右上腹痛 1 天就诊。患者近两年来常因进食油腻食物后,反复出现右上腹疼痛,服药、输液后症状缓解。于昨日晚餐进食油腻食物,深夜突感右上腹疼痛,阵发性加剧,向右侧肩胛区放射。继而发热,伴恶心,呕吐胃内容,无呕血及黑便。查体:T 38.8℃,P 110 次/分,BP 110/70 mmHg,R 20 次/分,急性痛苦面容,巩膜轻度黄染,心肺未见异常,腹稍膨隆未见肠型及蠕动波。右上腹有压痛、轻度反跳痛及肌紧张,Murphy 征阳性,腹部无移动性浊音,肠鸣音正常。血常规检查:RBC 4.8×10^{12}/L,WBC 11.4×10^9/L,N 82%。B 超显示:胆囊增大,壁增厚,腔内可见多个强回声光团伴声影。余无特殊。

【初步诊断】

胆囊结石、急性胆囊炎。

【诊断依据】

1. **病史** 进食油腻食物后反复右上腹疼痛,呈阵发性绞痛,向右侧肩胛区放射。
2. **体征** T 38.8℃,P 110 次/分,BP 110/70 mmHg,R 20 次/分,急性痛苦面容,巩膜轻度黄染,Murphy 征阳性,右上腹有压痛、轻度反跳痛及肌紧张。
3. **检查结果** 血常规检查:RBC 4.8×10^{12}/L,WBC 11.4×10^9/L,N 82%;B 超显示:胆囊增大,壁增厚,腔内可见多个强回声光团伴声影。

【鉴别诊断】

1. **急性胃肠炎** 常于进食不洁饮食后出现阵发性腹痛,主要表现为恶心、呕吐、腹泻、水电解质紊乱的变化等。
2. **急性胰腺炎** 主要表现为腹痛、腹胀,实验室检查可见血清淀粉酶、尿淀粉酶明显升高,B 超、CT 可见胰腺肿大等。
3. **重症胆管炎** 其发病是由于胆管结石阻塞胆总管、胆管内感染、胆管内压升高、毒素吸收,而表现为剧烈上腹痛、发热、黄疸,重者可致休克等。

【检查】

血清胆红素测定、CT、MRI 等。

【治疗方案】

1.抗炎。

2.解痉止痛。

3.输液,矫正水、电解质、酸碱平衡紊乱。

【建议】

如病情严重需手术治疗,建议转上级医院进一步诊治。

输尿管结石

【病例】

患者,男,28 岁,右下腹阵发性绞痛 8 小时入院。患者 8 小时前,参加篮球运动时突然出右下腹阵发性绞痛,向腹股沟区放射,伴恶心、呕吐,曾服用"颠茄合剂",症状无缓解就诊入院。查体:T 37.8℃,P 90 次/分,BP 115/75 mmHg,R 20 次/分,右下腹有深压痛,未触及肿块,腹膜刺激征(－)。X 线腹部平片提示右输尿管入骨盆处有一枚 0.5 cm×0.45 cm 大小密度较高的阴影。尿常规检查:红细胞(＋＋＋),余正常。

【初步诊断】

右输尿管下段结石。

【诊断依据】

1.病史 患者 8 小时前参加篮球运动时突然右下腹阵发性绞痛,向腹股沟区放射,伴恶心、呕吐。

2.体征 T 37.8℃,P 90 次/分,BP 115/75 mmHg,R 20 次/分,右下腹有深压痛,腹膜刺激征(－)。

3.检查结果 X 线腹部平片提示右输尿管入骨盆处有一枚 0.5 cm×0.45 cm 大小密度较高的阴影;尿常规检查:红细胞(＋＋＋)。

【鉴别诊断】

1.急性阑尾炎 主要表现为转移性右下腹疼痛,血常规可见 WBC 及 N% 明显升高,而尿常规正常。

2.宫外孕 见于生育年龄女性,有性生活史、停经史,尿 HCG 阳性,血常规可见 RBC、Hb 下降,尿常规正常,B 超、腹部穿刺有助于诊断。

【检查】

肾功能检查、B 超、腹部 CT。

【治疗方案】

1. 镇痛解痉。
2. 抗炎。
3. 排石。

【建议】

建议转上级医院进一步诊治。

肾 癌

【病例】

患者,男,68 岁,反复无痛性血尿 10 个月余。近 10 个月来,患者反复出现间歇性、无痛性洗肉水样尿,伴腰背部隐痛,几天后"自愈"。近半年来,发作频繁,头晕、乏力、厌食、消瘦。1 个多月前发现左上腹有一包块,逐渐增大。查体:T 37.5℃,P 90 次/分,BP 110/70 mmHg,R 18 次/分,体重 40 kg,精神差,左上腹可触及一个 5.0 cm×4.0 cm×4.0 cm 的包块,质硬,表面不光滑,活动度差,明显压痛。血常规检查:Hb 65 g/L,RBC 2.5×10⁹/L,WBC 7.4×10⁹/L,N 78%。尿常规:蛋白(++),白细胞 1～5 个/HP,红细胞满视野。B 超提示:左肾占位性病变。肾盂静脉造影见左肾盂、肾盏充盈缺损、移位变形。

【初步诊断】

1. 左侧肾癌。
2. 肾源性高血压(2 级)。

【诊断依据】

1. **病史** 患者近 10 个月来反复出现间歇性、无痛性血尿。
2. **体征** T 37.5℃,P 90 次/分,BP 110/70 mmHg,R 18 次/分,体重 40 kg,精神差,左上腹可触及一个 5.0 cm×4.0 cm×4.0 cm 的包块,质硬,表面不光滑,活动度差,明显压痛。
3. **检查结果** 血常规检查:Hb 65 g/L,RBC 2.5×10⁹/L,WBC 7.4×10⁹/L,N 78%。尿常规:蛋白(++),白细胞 1～5 个/HP,红细胞满视野。B 超提示:左肾占位性病变。肾盂静脉造影见左肾盂、肾盏充盈缺损、移位变形。

【鉴别诊断】

肾结核、肾结石、肾囊肿等。

【检查】

腹部 CT、MRI、内镜检查、病理学检查。

【治疗方案】

1. 加强营养支持。
2. 抗炎。
3. 输液,矫正水、电解质、酸碱平衡紊乱。
4. 降压治疗。

【建议】

建议转上级医院进一步诊治。

腹部复合伤

【病例】

男性,18 岁,农民,左季肋部外伤后 9 小时,口渴、心悸、烦躁 2 小时。患者骑车时,被迎面而来的拖拉机撞伤左季肋部,当时疼痛剧烈,即到镇上医院就诊。胸部 X 线平片证实有左侧肋骨骨折,卧床休息和局部固定后自觉好转,但仍有左上腹痛伴恶心。下午起床活动时觉全腹胀痛,伴头晕、心悸,2 小时来口渴,烦躁。查体:BP 90/60 mmHg,P 110 次/分,R 22 次/分,T 37.6℃。意识清楚,面色苍白,心肺正常,左季肋部大片皮下淤斑,局部明显压痛,腹稍胀,全腹有明显压痛,以左上腹为著,肌紧张不明显,但有轻微反跳痛,移动性浊音可疑,肠鸣音减弱。化验:Hb 80 g/L,WBC 9×10^9/L。

【初步诊断】

1. 闭合性腹部损伤。
2. 腹腔内出血。
3. 脾破裂。
4. 肋骨骨折。
5. 失血性休克。

【诊断依据】

1. 左季肋部外伤史,撞击较重,相当于脾脏部位,有淤血斑。
2. 有全腹压痛、反跳痛和移动性浊音等可疑腹腔内出血的体征。
3. 左胸间接挤压征阳性。
4. 腹痛遍及全腹,伴头晕、心悸、口渴、烦躁等失血性休克的早期表现。
5. 胸片证实有左侧肋骨骨折,易伤及其深部的脾脏。
6. 血常规化验:Hb 80 g/L,WBC 9×10^9/L。

【鉴别诊断】

1. 单纯肋骨骨折及胸腹壁软组织挫伤:一般表现有胸痛,咳嗽、深呼吸时加重,而无腹痛、面色苍白等表现。

2.肝破裂伤:损伤部位应在右季肋区,表现为右上腹痛,伴失血表现。

3.胸壁或胸腔内血管损伤导致的血气胸:表现有胸部疼痛,呼吸困难,伴失血表现,胸部 X 线片、胸穿有助于诊断。

4.空腔脏器损伤:腹痛重,腹膜刺激征明显,血常规可见 RBC、Hb 多正常,WBC、N% 有明显升高,腹部 X 线片可见膈下游离气体。

【检查】

1.腹部 B 超检查 以了解肝、脾形态,有无损伤及腹腔内有无积液。

2.腹部平片 观察膈下有无游离气体,与空腔脏器损伤相鉴别。

3.胸部平片 了解肋骨骨折情况,并检查有无气胸及胸腔积液。

4.腹腔穿刺 若抽出不凝固血液,可协助诊断。

【治疗方案】

完善各项术前检查,在抗休克同时急诊手术,术后禁食、抗炎、补液治疗。

【建议】

如无手术条件,转上级医院进一步手术治疗。

多发性肋骨骨折

【病例】

患者,男性,21 岁,右胸部受撞,伤后即感剧烈胸痛,伴气短,呼吸困难,无昏迷、头疼及呕吐,无腹痛及大小便失禁。查体:P 110 次/分,BP 90/68 mmHg,随呼吸可见右胸部软化区吸气时向内凹陷,呼气时向外突出的反常呼吸现象,可听到骨擦音。右侧触诊语颤及呼吸动度减弱,呼吸音减弱,无移动性浊音,左胸未见明显异常。

【初步诊断】

右侧多根多处肋骨骨折。

【诊断依据】

1.病史 胸部受撞。

2.症状 气短,呼吸困难。

3.体征 右胸部反常呼吸现象,可听到骨擦音。

【鉴别诊断】

1.气胸 伤后即感气短,呼吸困难,但叩诊无鼓音,需进一步完善胸部 X 线检查排外。

2.血胸 右胸部受撞伤后即感气短,呼吸困难,有移动性浊音,进一步胸部 X 线片检查胸部穿刺可助诊断。

【检查】

1. X 线:明确有无气胸、血胸及肋骨折,骨折部位。
2. 血常规。

【治疗方案】

1. 现场加压包扎控制反常呼吸。
2. 手术恢复骨的连续性及固定。
3. 用抗生素预防感染。

【建议】

尽快转诊上级医院。

开放性气胸

【病例】

患者,男性,28 岁,左侧胸部被匕首刺伤半小时,有胸痛,呼吸急促,口唇发绀。查体:P 90 次／分,BP 110/80 mmHg,左侧胸壁有伤口,呼吸时能听到空气出入伤口的响声,患侧叩诊呈鼓音。

【初步诊断】

开放性气胸。

【诊断依据】

1. 病史　胸部被匕首刺伤。
2. 症状　胸痛,呼吸急促,口唇发绀。
3. 体征　左侧胸壁有伤口,呼吸时能听到空气出入伤口的响声,叩诊呈鼓音。

【鉴别诊断】

1. 闭合性气胸　胸部刺伤有胸痛,呼吸急促,口唇发绀,但闭合性气胸胸壁无伤口,呼吸时无空气出入伤口的响声。
2. 损伤性血胸　胸部刺伤有胸痛,呼吸急促,口唇发绀,但患侧叩诊呈鼓音,血胸叩诊呈浊音,胸部 X 线片可助于诊断。

【检查】

胸部 X 线:明确有无血胸、气胸及骨折。

【治疗方案】

1. 现场加压包扎封闭伤口。
2. 清创缝合。
3. 胸腔闭式引流。
4. 用抗生素预防感染。

【建议】

尽快转诊上级医院。

腹股沟斜疝

【病例】

患者,男,50岁,有慢性便秘多年,排便时必须十分用力。近半年来右侧阴囊反复出现肿块,肿块呈梨形、平卧时可还纳,查体:一般情况可,站立时可见右侧腹股沟及阴囊梨形肿块,平卧后可还纳入腹腔,手指压迫内环处,嘱患者咳嗽指尖有冲击感,站立咳嗽,肿块不再出现。

【初步诊断】

腹股沟斜疝。

【诊断依据】

1. 病史　慢性便秘多年,反复出现右侧阴囊肿块半年。
2. 体征　站立时可见右侧腹股沟及阴囊梨形肿块,平卧时可还纳入腹腔,按住内环口,肿块不再出现。

【鉴别诊断】

1. 腹股沟直疝　多有腹内压增高病史,站立劳动时腹股沟区出现半球形肿块,但肿块不能进入阴囊,故可予以鉴别。
2. 鞘膜积液　鞘膜积液有交通性、非交通性两种,交通性鞘膜积液平卧时肿块可消失,而非交通性鞘膜积液体位改变时肿块不变,透光试验阳性。

【检查】

1. 阴囊透光试验。
2. B超。

【治疗方案】

1. 手术修补。
2. 卧床休息。

3. 用抗生素预防感染。

【建议】

尽快转诊上级医院进行治疗。

急性乳腺炎

【病例】

患者,女性,25 岁,产后 4 周,哺乳期,近两天出现右乳房红,肿,疼痛。检查 T 38.5℃,右乳房较对侧皮温稍高,外上象限可扪及 3.5 cm×3.0 cm 单个肿块,有波动感,表面皮肤光滑。右腋下可扪及 0.5 cm×1.0 cm 大小淋巴结,质中等、活动。胸透正常。

【初步诊断】

1. 急性乳房炎。
2. 右腋窝淋巴结炎。

【诊断依据】

1. 病史　产后 4 周哺乳期,右乳房红肿、疼痛 2 天。
2. 体征　见右乳房外上象限红肿,皮温升高,有触痛,局部可扪及 3.5 cm×3.0 cm 单个肿块,有波动感。

【鉴别诊断】

1. 炎性乳房癌　表现为乳房炎症样表现,有明显红肿热痛,进展迅速,但一般不形成脓肿,病理学检查可明确诊断。
2. 乳房癌　癌肿多发生在外上象限,肿块质硬,不光滑,活动度差,但无炎症样表现,病理学检查可明确诊断。
3. 乳房纤维腺瘤　多发生于卵巢功能旺盛期,20~25 岁女性多见,一般无疼痛,偶然发现乳房肿块,表面光滑,质韧,活动度好,病理学检查可明确诊断。

【检查】

1. 血常规。
2. 穿刺。
3. B 超。
4. 病理学检查。

【治疗原则】

1. 手术切开引流彻底治疗。
2. 抗生素预防感染。

3. 患侧停止哺乳。

【建议】

如无手术条件,尽快转诊上级医院。

胫腓骨骨折

【病例】

患者,女,16岁,普洱市某中专学校学生;因右小腿部外伤后疼痛、肿胀、畸形3小时来就诊。自诉3小时前行走时因玩手机,不慎右足踩进水沟中并向前跌倒,当时听到一声"嗒"的响声,并出现剧烈疼痛、创口出血、假关节样活动、行走障碍,被同学发现后经简单包扎、固定急送入院。查体:一般情况可,生命体征正常,右小腿中段见2.0 cm创口,流血不多,右小腿中段有假关节样活动,有骨擦音、骨擦感,余正常。急诊X线片:右胫腓骨骨折。

【初步诊断】

右胫腓骨开放性骨折。

【诊断依据】

1. 病史:右小腿部外伤后疼痛、肿胀、畸形3小时。
2. 症状:右小腿剧烈疼痛、创口出血、行走障碍。
3. 体征:右小腿中段见2.0 cm创口,有假关节样活动,有骨擦音、骨擦感。
4. X线片检查报告示右胫腓骨骨折。

【鉴别诊断】

1. 关节脱位
(1)一般表现:关节疼痛、肿胀、畸形、局部压痛及关节功能障碍等。
(2)专有体征:①关节部位畸形;②关节弹性固定;③关节腔空虚。
2. 病理性骨折
(1)有慢性骨髓炎、骨结核或骨肿瘤的病史。
(2)多无明显的外伤史。
3. 周围神经损伤 主要表现为相应支配区域感觉运动障碍,而无明显的畸形、肿胀、疼痛等。

【检查】

手术前完成心电图、胸片、腹部B超、肝肾功能、电解质、凝血四项、血尿大便常规等,以帮助了解有无并发症等。

【治疗方案】

1. 现场急救处理 包扎止血、夹板固定防止(神经、血管、肌肉等)继发性损伤;如脊柱骨行则要数人平托使脊柱始终保持中立位,放于硬板床转院,切忌扭曲、折叠以防止脊髓损伤。

2. 治疗原则　复位、固定、功能锻炼。

3. 非手治治疗　可手法复位小夹板固定或石膏外固定治疗。

4. 手术治疗　常用的有钢板螺丝钉固定、髓内针固定等。

【建议】

尽快转诊上级医院。

带状疱疹

【病例】

患者,女,46 岁,因右腰腹部痛伴红丘疹、小水疱 7 天就诊;自诉 7 天前无明显诱因右腰腹部疼痛并出现红丘疹、小水疱,呈带状分布;自用偏方外敷无效,疼痛加剧,呈烧灼痛,针刺样痛,不敢触及衣服,夜间尤重,皮肤有烧灼、针刺感。既往史:患糖尿病 3 年。查体:一般情况稍差,意识清楚,生命体征正常;右腰背部第二腰椎外侧约 4.0 cm 处向前下方前腹部脐旁,见皮肤发红、簇集米粒状小丘疹及水疱,触之疼痛,呈带状分布,无波动感,无分泌物;余无特殊。

【初步诊断】

带状疱疹。

【诊断依据】

1. 病史　右腰腹部痛并带状红丘疹、小水疱 7 天;糖尿病史 3 年,免疫力低下。

2. 体征　右腰腹部见皮肤发红、簇集米粒状小丘疹及水疱,触之疼痛,呈带状分布。

【鉴别诊断】

1. 接触性皮炎

(1)有刺激性各种物质致皮肤发生化学性损伤。

(2)变应性接触性皮炎,接触物本身并无强烈刺激性,只有少数有过敏体质的人接触后发生抗原抗体反应而发生皮肤损坏,表现为皮肤发红、瘙痒、重者水疱溃破等。另表现为皮损发生于接触部位。

2. 药疹　过敏体质是药疹的最重要因素,皮疹表现多样,伴有发热、瘙痒等;停用致敏药物后症状很快消退。皮损范围无按神经行径分布的特点,带状疱疹常发生于免疫力低下人群。

【检查】

带状疱疹诊断依据典型的临床表现即可明确诊断;血常规、肝肾功能、心电图等检查防治并发症。

【治疗方案】

1. 抗病毒治疗:主要使用干扰素、阿昔洛韦等。

2. 对症支持治疗。

急性淋病

【病例】

患者,男,39 岁,普洱市某公司经理。因小便刺痛,尿道口红肿流脓,伴尿频、尿急 5 天就诊。患者 1 周前与桑拿小姐有过性生活,2 天后出现小便刺痛,尿道口红肿流脓,伴尿频、尿急等症状就诊。既往史:无特殊。查体:一般情况可,尿道口红肿充血、水肿,挤压尿道可见尿道外口有脓性分泌物流出;尿道分泌物涂片做革兰染色检查结果:找到革兰阴性双球菌。

【初步诊断】

急性淋病。

【诊断依据】

1. 病史　患者男,小便刺痛,尿道口红肿流脓,伴尿频、尿急 5 天。1 周前与桑拿小姐有过性生活。
2. 体征　尿道口红肿充血、水肿,挤压尿道可见尿道外口有脓性分泌物流出。
3. 辅助检查　尿道分泌物涂片:找到革兰阴性双球菌。

【鉴别诊断】

1. 梅毒　病原体是梅毒螺旋体;一期梅毒表现为外生殖器部位(同性恋可发生在肛门直肠处)硬结称硬下疳及附近淋巴结肿大;二期梅毒主要表现为全身梅毒疹,因像玫瑰故又称玫瑰疹,并伴有发热、头晕、头痛、骨痛、关节痛等全身症状;三期梅毒皮肤出现梅毒性树胶肿或结节性梅毒疹,并有骨损坏、心脏损坏神经损坏等。
2. 尖锐湿疣　病因是人类乳头状病毒;好发于龟头、冠状沟、包皮系带;同性恋者可发生于肛周及直肠;女性见于大小阴唇、阴蒂、宫颈、阴道和肛门;成乳头状、菜花状质硬。

【检查】

尿道分泌物直接涂片及细菌培养、梅毒螺旋体检查、血清酶学检查及脑脊液检查排出是否并发梅毒。

【治疗方案】

选用对淋病双球菌敏感的抗生素,及时、足量、规则、全程治疗。

【建议】

尽快转诊上级医院。

上臂桡神经损伤

【病例】

患者,男,17岁,社会待业人员;在一次群殴中被他人用刀砍伤左上臂中段外侧3小时入院;患者伤后左上臂创口疼痛、流血、左手垂腕畸形,经同伙简单包扎后急诊入院。查体:一般情况可,生命体征正常;左上臂中段外侧可见4.0 cm创口,深达肱骨,出血不多;出现垂腕畸形,前臂桡侧及桡侧三个半指背部感觉消失,伸腕及伸指功能障碍;有旋前畸形、前臂旋后障碍,拇指内收畸形,余正常。

【初步诊断】

上臂桡神经损伤。

【诊断依据】

1.病史　左上臂中段外侧砍伤3小时。
2.症状　左上臂创口疼痛、流血,垂腕畸形。
3.体征　左上臂中段外侧可见4.0 cm左右创口,深达肱骨,出现垂腕畸形,前臂桡侧及桡侧3个半指背部感觉消失,伸腕及伸指功能障碍,有旋前畸形、前臂旋后障碍,拇指内收畸形。

【鉴别诊断】

1.尺桡骨远端骨折　骨折时骨折部位有明显疼痛、肿胀畸形、假关节样活动、骨擦音及骨擦感,无感觉障碍。
2.腕关节脱位　关节脱位时骨折部位有明显疼痛、肿胀畸形、关节弹性固定、关节空虚感等,无感觉障碍。

【检查】

肌电图检查及完善术前各项检查。

【治疗方案】

1.现场急救处理:包扎止血,防止进一污染,前臂悬吊固定等。
2.无条件的医务室及下级医院可先行创口清创缝合再转送到上级医院处理。
3.按到达医院的时间来决定急诊或择期桡神经探查并进行桡神经吻合术。

【建议】

尽快转诊上级医院。

硬膜外血肿

【病例】

男性,23 岁,头部外伤半小时,昏迷 5 分钟,急诊来院。患者于 30 分钟前被汽车撞倒,头部着地,当时昏迷约 5 分钟,清醒后自觉头痛,恶心。体检:BP 139/80 mmHg,P 80 次/分,一般情况可,神经系统检查未见阳性体征。头颅平片提示:右额颞线形骨折。遂将患者急诊留观。在随后 2 小时中,患者头疼逐渐加重,伴呕吐,烦躁不安,进而出现意识障碍。体检:T 38℃,BP 160/100 mmHg,P 60 次/分,R 18 次/分,浅昏迷,左侧瞳孔 3 mm,对光反射存在,右侧瞳孔 4 mm,对光反应迟钝。左鼻唇沟浅,左侧巴宾斯基征阳性。

【初步诊断】

右额颞急性硬膜外血肿。

【诊断依据】

1. 有明确的外伤史。
2. 有典型的中间清醒期。
3. 头部受力点处有线形骨折。
4. 出现进行性颅内压增高并脑疝。

【鉴别诊断】

急性硬膜下血肿及颅内血肿:同有外伤史,血肿多出现于对冲部位,意识障碍持续加重,明确诊断主要依靠 CT。

【检查】

头颅 CT 平扫。

【治疗方案】

急诊行开颅血肿清除术。

【建议】

搬运前监测生命体征,在患者病情平稳的情况下再搬运。向家属说明有迟发性颅内血肿的可能,同时根据病情对途中可能出现的情况要有充分评估,备好急救药品、物品。途中加强与患者沟通,以满足患者心理需求。

甲状腺功能亢进症

【病例】

女性,39 岁,烦躁不安、畏热、消瘦 2 个月余。患者于 2 个月前因工作紧张,烦躁性急,常因小事与人争吵,难以自控。着衣不多,仍感燥热多汗,在外就诊服用安神药物,收效不十分明显。发病以来饭量明显增加,体重却较前下降。睡眠不好,常需服用安眠药。大便每日 2 次,小便无改变,近 2 个月来月经较前量少。既往体健,无结核或肝炎病史,家族中无精神病或高血压患者。查体:T 37.2℃,P 92 次/分,R 20 次/分,BP 130/70 mmHg。发育营养可,神情稍激动,眼球略突出,眼裂增宽,瞬目减少。两叶甲状腺可及,轻度肿大,均匀,可随吞咽动作上下移动,未扪及结节,无震颤和杂音,浅表淋巴结不大,心肺(-),腹软,肝脾未及。

【初步诊断】

甲状腺功能亢进症(原发性)。

【诊断依据】

1. 有怕热多汗,性情急躁。
2. 食欲增加,体重下降。
3. 甲状腺肿大,可随吞咽动作上下移动,突眼。
4. 脉率加快,脉压增大。

【鉴别诊断】

1. 单纯性甲状腺肿:又名地方性甲状腺肿,病因多为缺碘所致,甲状腺呈不对称性肿大,无甲亢表现,实验室检查 T_3、T_4 不升高。
2. 神经官能症:主要表现为紧张、焦虑、失眠多梦等,而无甲亢表现,甲状腺无肿大,实验室检查 T_3、T_4 不升高。
3. 甲状腺肿瘤:肿块不对称性生长,良性肿瘤表面光滑,活动度好,质地中等;恶性肿瘤表面不光滑,活动度差,质硬;如不并发甲亢,实验室检查 T_3、T_4 不升高,可予以鉴别;如是恶性肿瘤合并甲亢,确诊需靠病理学检查。

【检查】

1. 颈部 B 超,同位素扫描。
2. T_3、T_4、TSH 测定。
3. ^{131}I 摄取率。

【治疗方案】

1. 内科药物治疗。
2. 必要时行甲状腺次全切除术。

【建议】

饮食:每日进食的热量,男性至少 2400 kcal,女性至少 2000 kcal。多吃高蛋白食物,年轻患者还需多吃脂肪类食物,多吃含维生素丰富的水果、蔬菜,少吃辛辣食物,如辣椒、葱、姜、蒜等。少吃含碘多的食品,如海带、海虾、海鱼等。尽量不吸烟,不饮酒,少喝浓茶,咖啡,患者特别注意心理情绪的调节,保持心情舒畅、精神愉快、情绪稳定,避免受风感冒,劳累过度。

转上级医院进一步治疗。

挤压综合征—急性肾衰竭

【病例】

患者,男,26 岁,被地震倒塌建筑物压埋 8 小时后获救。2 天后出现双下肢肿胀剧痛。查体:T 37.2℃,P 92 次/分,R 28 次/分,BP 90/70 mmHg,24 小时尿量 100 ml。发育可,神清,精神萎。双肺呼吸音低,心脏未闻及明显杂音;腹平软,肝脾未触及,无压痛,移动性浊音(±)。双下肢肿胀明显,足背动脉搏动减弱,双足背伸活动受限,双下肢肌力减弱至 II 级;尿量较少,颜色呈酱油色。

【初步诊断】

挤压综合征—急性肾衰竭

【诊断依据】

1. 被地震倒塌建筑物压埋 8 小时后获救,2 天后出现双下肢肿胀剧痛。
2. 双下肢肿胀明显,足背动脉搏动减弱,双足背伸活动受限,双下肢肌力减弱至 II 级。
3. 尿量较少,颜色呈酱油色。
4. T 37.2℃,P 92 次/分,R 28 次/分,BP 130/70 mmHg。

【鉴别诊断】

1. **失血性休克** 如患者合并复合严重内出血,可表现为面色苍白,四肢湿冷,心率增快,血压下降等。
2. **双侧胫腓骨骨折** 双小腿外伤后出现疼痛、肿胀、畸形、假关节样活动;如患肢肿胀严重、足背动脉搏动减弱,要注意是否发生小腿骨筋膜室综合征。
3. **慢性肾小球肾炎** 表现为慢性过程,而挤压综合征多有挤压伤史,可有肌红蛋白尿,故可鉴别。

【检查】

1. 血常规、尿常规、血生化检查、血气分析。
2. 血肌酸酶、凝血功能监测。
3. 双下肢摄片排除骨折。

【治疗方案】

1. 解除压迫、抬高患肢。
2. 补液利尿防治肾衰竭,预防应激性溃疡等;如发生骨筋膜室综合征,应切开减压,以防患肢坏死;
3. 抗休克治疗。

【建议】

在医务人员陪护下转上级医院治疗,同时注意以下几点。
1. 保暖、吸氧、输液。
2. 妥善固定伤肢。
3. 口服碱性饮料碱化尿液。
4. 迅速利尿。
5. 监测生命体征。

创伤性失血性休克

【病例】

患者男,19 岁,因"刀刺伤致左大腿下段疼痛、流血伴颜面苍白 1 小时"急诊入院。查体:P 120 次/分,R 22 次/分,BP 80/40 mmHg,四肢冰冷,意识淡漠。检查不合作,心脏无病理性杂音,双肺呼吸音清;左大腿下段内后侧见 15 cm 斜行伤口,皮缘整齐,流血不止,伤口从股内侧肌至股骨下段后侧至股外侧肌,贯穿对侧大腿外侧伤口长约 10 cm。

【初步诊断】

创伤性失血性休克。

【诊断依据】

1. 刀刺伤致左大腿下段疼痛、流血伴颜面苍白 1 小时。
2. P 120 次/分,BP 80/40 mmHg。
3. 四肢冰冷,意识淡漠。
4. 左大腿下段内后侧见 15 cm 斜行伤口,流血不止。

【鉴别诊断】

1. 急性胰腺炎　一般有腹痛、腹胀表现,实验室检查见血尿淀粉酶升高,有助于鉴别。
2. 急性心肌梗死　可发生心源性休克,一般有高血压史、心绞痛史,心肌酶学变化可予以鉴别。
3. 挤压综合征　多有挤压伤史,此患者的损伤属于锐器伤,组织损伤轻,不会引起肌红蛋白阻塞肾小管而出现肾衰竭。

【检查】

1. 血常规、血生化检查。
2. 心电图、超声心动图、X 线检查。
3. 中心静脉压测定。

【治疗方案】

1. 及时止血。
2. 迅速扩容,补充血容量。

【建议】

在医务人员陪护下转上级医院治疗,同时注意以下几点。
1. 保暖、吸氧、输液。
2. 平卧,抬高双下肢。
3. 监测生命体征(15~20 分钟一次)。
4. 保持呼吸道通畅。

第三章 >>>

妇产科常见病

孕期检查

【病例】

29 岁,已婚,女性,平素月经规律,现停经 5 个月余,末次月经 2011 年 3 月 2 日来就诊,既往无特殊病史。查体:生命征正常,下腹膨隆,宫底平脐,宫高 22 cm,腹围 86 cm,胎心 142 次/分。B 超示:宫内单活胎孕 5 + 月。

【初步诊断】

孕 1 产 0 孕 22 周余。

【诊断依据】

1. 已婚,女性,平素月经规律,停经 5 个月余,末次月经 2011 年 3 月 2 日。

2. 下腹膨隆,宫底平脐,宫高 25 cm,腹围 86 cm,胎心 142 次/分。

3. B 超:宫内单活胎,孕 5 个月余。

【鉴别诊治】

诊断明确,无需鉴别。

【检查】

血生化,凝血功能,血、尿便常规,心电图。

【治疗方案】

定期产检

【建议】

1. 最佳妊娠年龄:24 ~ 29 岁。

2. 首次产检应在确诊早孕时开始,如无异常整个妊娠期共产检 9 次,共行 3 ~ 4 次 B 超检查。

3. 如有家族中遗传性或传染性疾病,需在不同的时段进行部分特殊检查,如:唐氏筛查、

21 - 三体综合征筛查、羊水穿刺检查。

4.妊娠末期应行产道的检查以便决定分娩的方式,妊娠晚期体重每周不能超过0.5 kg。

早孕先兆流产

【病例】

已婚,女性,28岁,既往月经规则,末次月经2010年7月25日,于2010年8月28日出现少许阴道流血,自认为是月经未行特殊处理,3天后出现轻微下腹隐痛不适,阴道流血未见增多,曾自测尿HCG提示阳性。妇检:阴道内少许积血,宫颈着色,宫颈口未开,前位子宫稍大软,余正常。

【初步诊断】

早孕先兆流产。

【诊断依据】

1.病史　已婚育龄期女性,停经34天。
2.症状　有少许阴道流血,伴下腹轻微隐痛。
3.体征　宫颈着色,宫颈口未开,子宫增大变软。
4.检查结果　尿HCG为阳性。

【鉴别诊断】

1.异位妊娠　患者多有停经史,阴道流血及腹痛不适,且尿HCG(＋),但妇检时多有宫颈举痛,及子宫附件触压痛,需进一步完善B超检查排除。

2.早孕难免流产　多有停经史,阴道流血及腹痛情况,但一般阴道流血较多且腹痛情况较剧,妇科检查时可见宫颈口扩张伴或不伴胚胎组织堵塞于宫颈口内,此患者宫口未开,阴道流血较少,暂可排外。

【检查】

B超、血HCG、孕酮。

【治疗方案】

1.卧床休息,放松心情,禁忌性生活,避免不必要的阴道检查。
2.补充黄体功能,保胎治疗,常用药物有黄体酮、HCG,口服维生素E及叶酸片。
3.加用中药增强保胎疗效。
4.请上级医师指导诊疗。

【建议】

治疗过程中严密观察阴道流血量,流血量增多似月经,要注意有无肉样组织流出。1周后需复查 B 超,根据结果判断是否继续妊娠,如所处环境无治疗条件,尽快转诊上级医院。转诊过程中尽可能采用平卧位或侧卧位。

输卵管妊娠破裂

【病例】

26 岁,已婚女性,平时月经正常,停经 50 天,突感右下腹剧痛且伴肛门坠胀,少量阴道出血、头晕呕吐半天入院,自测尿 HCG(+)。既往无特殊,孕 4 产 0,曾行人工流产 1 次,药物流产 2 次。体格检查:面色苍白,BP 80/40 mmHg,腹肌略紧张,下腹压痛,以右侧为重。妇检:阴道少量积血,宫颈举痛明显,后穹隆饱满有触痛,子宫稍大,附件触诊不满意。

【初步诊断】

1. 右侧输卵管妊娠破裂? 流产?
2. 失血性休克。

【诊断依据】

1. 病史:停经 50 天。
2. 症状:突感右下腹剧痛及肛门坠胀,少量阴道流血伴头晕呕吐半天,孕 4 产 0。
3. 体征:面色苍白,BP 80/40 mmHg,腹肌略紧,下腹压痛,以右侧为重,宫颈举痛明显,后穹隆饱满有触痛,子宫稍大,附件触诊不清。
4. 自测尿 HCG 阳性。

【鉴别诊断】

1. 早孕难免流产　多有停经史,腹痛及阴道流血,尿 HCG(+),偶有血压下降及头晕呕吐不适,但妇检时可见宫颈口扩张,胚胎组织堵塞于宫颈口内,子宫略小后穹隆无触痛,与本患者似,故可排外。
2. 急性阑尾炎　该病患者无停经史,疼痛呈持续性,多由上腹开始经脐转至右下腹,右下腹麦氏点有固定性压痛,无血压下降,妇检时阴道无流血,宫颈无举痛,子宫附件无异常,血中 Hb 正常,WBC 升高,尿 HCG(-)。

【检查】

1. B 超。
2. 后穹隆穿刺。
3. 血、尿 HCG,血常规,凝血功能。
4. 腹腔镜探查术。
5. 子宫内膜病理检查。

【治疗方案】

1. 妇科一级护理,禁食禁饮。
2. 开通静脉通道,抗休克治疗同时,做好剖腹探查手术准备。
3. 确认为异位妊娠破裂或流产者立即手术尽可能保留生育功能。
4. 术后防感染、对症、支持治疗。
5. 请上级医师指导诊治。

【建议】

如在基层医院无法手术者,应在抗休克治疗的同时,腹部用腹带包裹减少振动,立即转送上级医院,并在途中与上级医院联系,让其做好抢救患者准备。

前置胎盘

【病例】

患者,女性,22 岁,已婚。平素月经规律,末次月经 2012 年 4 月 5 日,预产期 2013 年 1 月 12 日,停经后无明显恶心、呕吐等早孕反应,孕 5 个月感胎动至今,孕期在医院定期产检,均"正常",孕期无头晕、头痛、眼花、视物模糊、心悸、胸闷、双下肢水肿等,2012 年 11 月 5 日 8:0 晨起无明显诱因出现阴道少量流血,沾染内裤,量约 10 ml,无血块、阴道流液,胎动正常,无腹痛、头晕,9:00 到我院就诊。妊娠期精神、饮食及睡眠均可,大小便正常,体重增加约 10 kg 既往史无特殊,孕产史:孕 2 产 0,行药流 1 次。一般检查:T 36.2℃,P 90 次/分,R 20 次/分 BP 104/64 mmHg,产科检查:宫高 29 cm,腹围 90 cm,子宫软,无压痛,先露头,胎心 142 次/分 胎膜未破。骨盆内测量:因阴道流血,暂不行阴道内检查。骨盆外测量:髂棘间径 24 cm,髂嵴间径 26 cm,骶耻外径 19.5 cm,坐骨结节间径 9 cm,耻骨弓角度 90°。

【初步诊断】

孕 2 产 0 孕 30^{+3} 周单胎,前置胎盘?

【诊断依据】

1. 症状 孕 30^{+3} 周,无诱因无腹痛阴道少量流血 1 小时入院。
2. 产科检查 子宫软,无压痛,胎心 142 次/分,胎膜未破。

【鉴别诊断】

轻型胎盘早剥 该患者常无腹痛或腹痛轻微,贫血体征不明显。腹部检查:子宫软,大小与妊娠周数相符,胎位清楚,胎心率正常,结合 B 超检查可与其鉴别,产后检查见胎盘母体面有凝血块及压迹即可诊断。

【检查】

B 超:清楚显示子宫壁、胎盘、胎先露部及宫颈的位置,并根据胎盘下缘与宫颈内口的关系确定前置胎盘的类型,阴道 B 超能更准确地确定胎盘边缘和宫颈内口的关系。

【治疗方案】

1. 保胎治疗:卧床休息,予止血、预防感染、保胎等对症支持治疗,严密监测胎心,腹痛及阴道流血、流液等情况。

2. 必要时终止妊娠。

【建议】

如患者所在医疗机构无诊疗条件,建议转诊上级医院。疑为前置胎盘禁止肛查、阴查。

产后出血伴失血性休克

【病例】

产妇李某,26 岁,孕$_1$产$_1$,妊娠 38^{+6}周,经阴道分娩一活男婴,体重 3100 g,胎儿娩出后小时阴道流血,量多且伴有血块,产妇感心慌、头晕、出冷汗。既往无特殊病史。查: 37.2℃,BP 90/60 mmHg,P 112 次/分,R 20 次/分,面色苍白,检查子宫软,轮廓不清,阴道出血量约700 ml,检查胎盘胎膜完整娩出,外阴、阴道及宫颈无裂伤。

【初步诊断】

产后出血伴失血性休克。

【诊断依据】

1. 症状 胎儿娩出后 1 小时阴道大量流血且伴有血块,产妇感心慌、头晕、出冷汗。
2. 体征 BP 90/60 mmHg,P 112 次/分,R 20 次/分,面色苍白。
3. 产科检查 子宫软,轮廓不清,阴道出血量约 700 ml,胎盘胎膜完整娩出,外阴、阴道及宫颈无裂伤。

【鉴别诊断】

1. 胎盘滞留 部分粘连,部分植入等胎盘异常引起的产后出血;多见于胎儿娩出后胎盘未出,无胎盘剥离征象;腹部检查有时胎盘嵌顿时在子宫下段形成狭窄环,徒手剥离胎盘可发胎盘与宫壁粘连或难以分离。

2. 软产道裂伤 多发生在胎儿娩出后,出血鲜红,无血凝块但可自凝;检查发现子宫收缩好,软产道检查能明确裂伤部位及严重程度。

3. 凝血功能障碍 于产前即可有慢性全身出血表现,患者可出现子宫,软产道等多部位出,血难自凝,根据血小板计数,凝血功能检查结果不难诊断。

【检查】

1. 血常规检查　了解血红蛋白、血细胞比容水平,以判断产后出血量,同时测定血小板量,排除因血小板减少引起的出血。

2. 凝血功能检测　检查凝血酶原时间、部分凝血活酶时间、纤维蛋白原、纤维蛋白降解物(FDP)、D－二聚体,了解是否存在凝血功能障碍。

3. 超声检查　通过超声检查,可以了解宫腔内是否有胎盘和(或)胎膜残留,以及是否积血、积血的量。

【治疗方案】

1. 止血　加强子宫收缩 包括按摩子宫、应用宫缩剂及宫腔内填塞纱条。

2. 抗休克　迅速建立静脉通道、输液、输血、吸氧,及时纠正休克,改善缺血缺氧。

3. 预防感染　合理使用抗生素。

【建议】

在上述处理无效,出血不止时,为抢救产妇的生命应尽快行手术止血,若所在医疗机构法诊治,建议尽快转上级医院治疗。

妊娠期高血压疾病

【病例】

29 岁,初孕妇,妊娠 36 周,双下肢水肿半个月,头痛、眼花 3 天就诊。患者一直规律产未发现异常,既往无高血压及慢性肾炎的病史,整个孕期未服用过特殊药物。入院查体:155/110 mmHg;P 85 次/分,心、肺正常,宫底剑突下 2 指,头先露,胎心 145 次/分,无宫缩;肢水肿(＋＋)。

【初步诊断】

1. 孕 1 产 0 孕 36 周,单胎头位。

2. 妊娠期高血压疾病子痫前期重度。

【诊断依据】

1. 病史:孕 36 周,患者既往无高血压及慢性肾炎的病史,整个孕期未服用过特殊药物。

2. 症状:孕 36 周,下肢水肿半个月,头痛、眼花 3 天。

3. 体征:BP 155/110 mmHg;宫底剑突下 2 指,胎心 145 次/分,下肢水肿(＋＋)。

【鉴别诊断】

1. 妊娠合并原发性高血压　患者孕前有高血压病史,常无下肢水肿。化验:一般无蛋白尿,尿酸正常。

2.妊娠合并慢性肾炎 患者孕前多有急性肾炎病史,孕前或孕中期发病,颜面部水肿明显。化验:多有尿蛋白和管型、尿素氮胆固醇增高。

【检查】

眼底镜检查,尿蛋白、肝、肾功能检查,胎心监测、B超、心电图等。

【治疗方案】

1.收住院治疗。
2.用解痉药(首选药物:硫酸镁)。
3.镇静。
4.降压治疗(必要时)。
5.根据情况适时终止妊娠。

【建议】

用硫酸镁要注意控制量和浓度(24小时不超过30 g,每小时控制在1.5～2 g),严密观察中毒反应,备好解毒药(含有钙离子制剂,如10%葡萄糖酸钙),若病情未能控制应立即转上级医院治疗。

葡萄胎

【病例】

女,25岁,已婚。平素月经规律,因停经2个月,出现阴道不规则流血1周就诊。妇科检查:子宫如孕4个月大小,质软,左侧附件区扪及约5 cm大小肿块,活动度好,无压痛。尿妊娠试验(+),B超示:子宫前位,大于相应孕周,无妊娠囊,未见确切胎芽组织及胎心搏动,宫腔内为落雪状图像,左侧附件区探及一4.0 cm×5.0 cm×6.0 cm囊肿,余未见异常。

【初步诊断】

1.葡萄胎(完全性)
2.左侧卵巢黄素囊肿?

【诊断依据】

1.病史 患者,女,已婚,停经2个月。
2.症状 不规则阴道流血1周。
3.体征 子宫增大,大于停经月份,质软,左侧附件区扪及约5 cm大小肿块。
4.辅助检查 尿HCG(+),超声可见宫腔内为落雪状图像,未见胎芽组织及胎心搏动,左侧附件区探及一4.0 cm×5.0 cm×6.0 cm囊肿。

【鉴别诊断】

1.流产 流产有停经、阴道流血,腹痛症状,HCG水平在正常范围,B超可见胎囊及胎心搏动,子宫增大与停经月份相符。

2. 双胎妊娠　子宫大于相应孕周的单胎妊娠,HCG 水平略高于正常。但无阴道流血,B 超检查可以确诊。

3. 羊水过多　一般发生于晚期,子宫迅速增大,无阴道流血,HCG 水平在正常范围,B 超检查可以确诊。

【检查】

1. 胸部 X 线片:判断是否发生肺转移。
2. 血常规、出凝血时间、血型:为清宫做准备。
3. 血 HCG,协助判断预后。

【治疗方案】

1. 清宫:采用吸刮术,刮出物送病检。
2. 卵巢黄素化囊肿一般不需处理。
3. 必要时预防性化疗,预防转移及子宫局部浸润。

【建议】

1. 清宫术后随访,每周复查血 HCG 一次,直至连续 3 次正常,然后每个月一次持续至半年,以后每半年一次,共随访 2 年。
2. 葡萄胎排空后应严格避孕 2 年。
3. 如无治疗条件应及时转上级医院。

侵蚀性葡萄胎

【病例】

35 岁,女性,葡萄胎二次清宫后 3 个月,阴道仍有不规则流血。妇科检查:子宫软,如孕个月大小,小阴唇内侧有一紫蓝色结节,双附件可触及 3.0 cm×4.0 cm×5.0 cm 大小包块,无压痛。尿妊娠试验持续阳性,B 超诊断:子宫体增大,子宫肌层成蜂窝样改变,两侧附件区可见薄壁多房性囊性包块,与子宫密切相连,余未见异常。

【初步诊断】

1. 侵蚀性葡萄胎伴阴道转移。
2. 卵巢黄素化囊肿?

【诊断依据】

1. 病史　患者,女,有葡萄胎清宫病史。
2. 症状　发生于葡萄胎清宫后 3 个月,阴道有不规则流血。
3. 体征　子宫软,如孕 4 个月大小,小阴唇内侧有一紫蓝色结节,有阴道转移。

4. 辅助检查　尿 HCG(+),B 超可见子宫肌层成蜂窝样改变,两侧附件区可见薄壁多房性囊性包块。

【鉴别诊断】

1. 子宫内膜癌　患者主要表现为绝经后不规则阴道流血,未绝经者月经紊乱,有浆液性或血性白带,子宫增大,质软,可行分段诊刮确诊。

2. 绒毛膜癌　常发生于各种妊娠后,或葡萄胎清宫后 1 年以上,易发生肺转移和肝、脑转移,刮出物做组织学诊断:仅见成片滋养细胞浸润及坏死出血,无绒毛结构。

【检查】

1. 胸部 X 线片:判断是否发生肺转移。
2. 血常规、出凝血时间、血型:为清宫做准备。
3. 刮出物做组织学诊断,可确诊。

【治疗方案】

1. 对症治疗。
2. 化疗:5 – 氟尿嘧啶(5 – FU)28 ~ 30 mg/(kg·d) 静脉滴注,连续 8 ~ 10 日,疗程间隔周。
3. 完善相关辅助检查。

【建议】

1. 随访:第 1 次随访在出院后 3 个月,以后每 6 个月 1 次直至 3 年,此后每年 1 次直至 5 年,以后每 2 年 1 次。
2. 应严格避孕,于化疗停止大于 12 个月方可妊娠。
3. 如无化疗条件尽快转上级医院。

绒毛膜癌

【病例】

患者,女,42 岁,农民,孕 3 产 2,人工流产后 1 年余,阴道不规则流血 3 个月,咳嗽、痰中带血 1 周来诊。妇科检查:外阴正常,阴道前、后壁有 4 个紫红色结节,宫颈口见少许血迹,子宫软,如孕 2 月大小,前位,活动,双附件(–)。胸部 X 线片示双肺有散在絮状阴影,B 超诊断:子宫体增大,子宫弥漫性回声增强 ,内部伴不规则低回声。

【初步诊断】

绒毛膜癌伴阴道、肺部转移。

【诊断依据】

1. 病史　患者女,有人工流产病史。

2. 症状　发生于流产后 1 年,阴道有不规则流血 3 个月,伴咳嗽、痰中带血 1 周。

3. 体征　子宫软,如孕 2 个月大小,阴道前、后壁有 4 个紫红色结节。

4. 辅助检查　胸部 X 线片示双肺有散在絮状阴影,已经发生肺转移,B 超可见:子宫弥漫性回声增强,内部伴不规则低回声。

【鉴别诊断】

1. 子宫内膜癌　患者主要表现为绝经后不规则阴道流血,未绝经者月经紊乱,有浆液性或血性白带,子宫增大,质软,可行分段诊刮确诊。

2. 侵蚀性葡萄胎　常发生于葡萄胎清宫后半年内,易发生肺转移,刮出物做组织学诊断在子宫肌层内或转移灶中见到绒毛结构。

【检查】

1. 胸部、脑部 CT:及时发现较小病灶。

2. 血常规、出凝血时间、血型:为清宫做准备。

3. 血 HCG,协助判断预后。

【治疗方案】

1. 联合化疗:5 - 氟尿嘧啶(5 - FU)26 ~ 28 mg/(kg·d),静脉滴注 8 日,更生霉素(KSM)6 μg/(kg·d),静脉滴注 8 日,疗程间隔 3 周。

2. 对症支持治疗:禁止阴道操作,预防腹压升高及阴道出血。

3. 完善相关辅助检查。

【建议】

1. 随访:第 1 次随访在出院后 3 个月,以后每 6 个月 1 次直至 3 年,此后每年 1 次直至5年,以后每 2 年 1 次。

2. 应严格避孕,于化疗停止大于 12 个月方可妊娠。

3. 如无化疗条件尽快转上级医院。

子宫肌瘤

【病例】

女,48 岁,孕 2 产 1,平素月经规律,近 1 年来月经量增多,经期延长就诊。患者平素月经每次持续 5 天,共用 2 包卫生巾,现每次持续 7 ~ 8 天,需用卫生巾 4 ~ 5 包。入院检查:贫血貌,精神差,BP 100/60 mmHg,P 85 次/分,子宫不规则增大,活动度好,质硬,无压痛,双侧附件未触及异常。B 超示:子宫前位,失去正常形态,肌层回声不均匀,于前、后壁可见多个大小不的回声团块,边界清,最大的约 2.0 cm×3.0 cm×4.0 cm,双附件区未见明显异常回声。

【初步诊断】

子宫肌瘤(多发性)。

【诊断依据】

1.病史　患者女,月经紊乱 1 年。
2.症状　月经量增多,经期延长。
3.体征　子宫不规则增大,质硬,无压痛。
4.辅助检查　B 超示:子宫前位,失去正常形态,肌层回声不均匀,于前、后壁可见多个大小不等的回声团块,边界清,最大的约 2.0 cm×3.0 cm×4.0 cm。

【鉴别诊断】

1.妊娠子宫　患者有停经史,早孕反应,子宫随停经月份增大变软,尿妊娠试验阳性,B 超可见妊娠囊及胎心搏动。
2.功血　患者常有不规则阴道流血,月经紊乱,子宫正常大小,生殖系统无器质性病变,可通过 B 超鉴别。
3.子宫腺肌病　子宫腺肌病也有经量增多、子宫增大等症状,但有继发性进行性痛经史,子宫多呈均匀增大,很少超过 3 个月妊娠大小,经前与经后子宫大小有变化,B 超可协助诊断。

【检查】

1.诊断性刮宫　排除子宫内膜病变。
2.宫颈刮片　排除宫颈病变。
3.血常规　判断是否贫血。

【治疗方案】

1.随访观察:因患者近绝经,肌瘤不大,每 3～6 个月行妇科检查及 B 超检查一次。
2.药物治疗:米非司酮,每日 12.5 mg,但不宜长期服用。
3.如随访中肌瘤生长较快,症状明显,怀疑恶变,立即手术。

【建议】

如无治疗条件转上级医院。

滴虫性阴道炎

【病例】

患者,女性,38 岁,已婚,因出差回家后外阴瘙痒白带增多 4 天来就诊。既往身体健康,月经规律,孕育史 1－0－0－1。妇检:外阴已婚已产型,阴道畅、黏膜充血,后穹隆可见大量稀薄分泌物,色淡黄、泡沫状。

【初步诊断】

滴虫性阴道炎。

【诊断依据】

1. 病史　女性,出差后出现白带多。
2. 症状　白带增多,外阴瘙痒4天。
3. 体征　阴道黏膜充血,穹窿可见大量稀薄泡沫分泌物。

【鉴别诊断】

见表3-1。

表3-1　滴虫性阴道炎的鉴别诊断

类型	滴虫性阴道炎	白色念珠菌炎	细菌性阴道病
好发人群	青春期 育龄期	糖尿病、孕妇、长期使用抗生素、雌激素、免疫抑制剂	育龄期妇女
病原体	阴道毛滴虫	白色念珠菌	混合感染:加德纳菌、厌氧菌(主)
症状	外阴瘙痒＋分泌物增多	外阴奇痒＋分泌物增多	分泌物增多 无/轻度瘙痒
传染方式	直接、间接	内源性传(主) 直接、间接	阴道内正常菌群失调
分泌物特点	稀薄、(脓性)泡沫样	白色浓稠豆渣样(乳泥状)	灰白色、稀薄、腥臭味
阴道黏膜	充血、散在出血点	充血、白色 膜状物覆盖	正常
阴道 pH 值	弱碱性(酸性减低)	弱酸性	弱碱性(酸性减低)
镜检	阴道毛滴虫	芽孢/假菌丝	线索细胞(＞20%)
首选药物	甲硝唑	制霉菌素	甲硝唑

【检查】

白带常规检查,分泌物培养。

【治疗方案】

1. 局部治疗:用1%乳酸或0.5%醋酸冲洗阴道,阴道后穹隆上药(首选:甲硝唑,连用天)。
2. 口服给药:甲硝唑2 g顿服或甲硝唑0.4 g,每日2次,连用7天。
3. 性伴侣同治,治疗期间禁性生活。

【建议】

1. 预防该病的复发,需要系统的治疗,用药后复查白带常规,连续复查 3 次。

2. 保持外阴清洁、干燥,穿透气性好的棉织品内裤,注意性卫生。外阴瘙痒时禁用刺激性药物、肥皂擦洗或搔抓。

3. 用药前洗净双手及会阴,内衣和毛巾要煮沸消毒,专人专用。避免到游泳池、浴池等公共场所,以防交叉感染。

4. 无性生活史,禁止阴道上药者,选用口服给药。

慢性盆腔炎急性发作

【病例】

患者,女,32 岁,已婚,近几日加班后出现下腹部疼痛加重 2 天,有肛门下坠感,尿频、白带多,有腥臭味,自觉发热。2 年来常因经期或同房后出现腰酸、下腹部坠胀疼,经期腹痛且经量明显增多,经多次治疗,效果不佳。生育史:0 - 0 - 2 - 0,未避孕。入院查体:患者急性病容,T 39℃,P 108 次/分、BP 128/80 mmHg,心脏、肺部未闻及异常杂音,下腹部压痛明显,妇检:阴道内可见大量淡黄色分泌物及少量血丝,子宫后位、活动差,宫颈抬举痛,双侧附件区增厚压痛明显,B 超提示:子宫后位 7 cm×6 cm×3 cm,盆腔内有中等量的液体。

【初步诊断】

慢性盆腔炎急性发作。

【诊断依据】

1. 病史 已婚,人流 2 次。

2. 症状 反复出现腰酸、下腹部疼痛 2 年,劳累后加重 2 天,伴有白带多,发热。

3. 体征 急性病容,T 39℃,P 108 次/分,子宫后位、活动差,宫颈抬举痛,双侧附件增厚压痛。

4. 辅助检查 B 超提示:子宫后位,大小 7 cm×6 cm×3 cm,盆腔内有中等量的液体。

【鉴别诊断】

1. 子宫腺肌症 育龄期,继发性进行性加重的痛经病史,多有子宫均匀增大,变硬,但无发热,B 超检查有助于诊断。

2. 阑尾炎 慢性阑尾炎急性发作,有发热、腹痛但以右下腹部疼痛为主,一般与月经、性行为无关。查体:麦氏点压痛,B 超检查有助于诊断。

【检查】

血常规,血或尿 HCG 检查。

【治疗方案】

1. 完善相关检查。

2. 一般治疗:解除患者的顾虑,增强治疗的信心,加强营养,注意休息,劳逸结合,提高机体抵抗力。

3. 支持治疗:患者半卧位休息。

4. 药物治疗:联合使用抗生素(条件允许根据药敏试验给药)辅助以中药治疗。

【建议】

1. 治疗无效转上一级医院取分泌物培养或根据药敏试验给药。

2. 必要时后穹隆穿刺抽出盆腔内的液体。

人工流产不全合并感染

【病例】

患者,女,20 岁,未婚,因人流术后 14 天,阴道流血、下腹痛伴寒战、发热 3 天就诊。患者因停经 50 天,诊断为早孕,14 天前在学校附近一诊所行人流术,术后间断少量阴道流血,感下腹隐痛,呈持续性,近 3 天渐感寒战、发热,自行服药(药名剂量不详)后上述症状未见好转,因不能忍受故来就诊。既往体健,孕 1 产 0。

查体:T 39℃,P 100 次/分,BP 90/60 mmHg 一般情况可,急性痛苦面容。双肺无异常,心率 100 次/分,无杂音。下腹明显压痛及反跳痛。妇查:外阴阴道少许血液,阴道分泌物有臭味,宫颈举痛明显,宫口未开,宫体前位,稍大,质软,压痛明显。右侧附件扪及包块 5.0 cm × 6.0 cm,质中,与子宫粘连不活动,压痛明显。左侧附件增厚,压痛明显。血常规:Hb 124 g/L WBC 20×10^9/L,N 90%,L 10% Plt 120×10^9/L。B 超:子宫稍大,宫腔内有 20 mm × 30 mm 不均质强回声。右侧附件区约 55 mm × 62 mm 不规则囊性包块,边界欠清,内为不均质低回声。盆腔少量积液。

【初步诊断】

1. 人工流产不全(不全流产)合并感染。

2. 右侧盆腔脓肿?

【诊断依据】

1. **病史** 20 岁,停经 50 天,诊断为早孕,在学校附近一诊所行人流术。

2. **症状** 术后间断少量阴道流血,感下腹隐痛,伴寒战、发热,自行服药后未见好转。

3. **体征** T 39℃,P 100 次/分,下腹明显压痛及反跳痛。

4. **妇产检查** 外阴阴道少许血液,阴道分泌物有臭味,宫颈举痛明显,宫口未开宫体前位稍大,质软,压痛明显。右侧附件扪及包块 5.0 cm × 6.0 cm,质中,与子宫粘连不活动,压痛明显。左侧附件增厚,压痛明显。

【鉴别诊断】

1. 急性阑尾炎 无停经史,腹痛为转移性右下腹疼痛,麦氏点压痛,血或尿 HCG 检查阴性可排除。

2. 宫外孕 腹痛为下腹一侧突然发生剧烈疼痛,之后为全腹持续疼痛,可伴有晕厥,有移动性浊音,后穹隆饱满,穿刺可抽出暗红色不凝血液可鉴别。

3. 右侧卵巢肿瘤蒂扭转 无停经史,腹痛为突然发生剧烈疼痛,血或尿 HCG 检查阴性可排除。

【检查】

血或尿 HCG 检查;后穹隆穿刺,穿刺液送涂片及细菌培养;宫颈管分泌物检查。

【治疗方案】

1. 积极抗炎治疗。
2. 炎症消退后清宫。
3. 必要时手术(脓肿引流)。

【建议】

妇女意外怀孕终止妊娠,要选择正规医院,否则容易出现此患者情况,还可能造成继发不孕。

无排卵型子宫功能性出血

【病例】

患者,女,15 岁,因阴道流血 10 多天、量多,上课中晕倒来就诊。患者 11 岁月经初潮,月经周期不规则(7～10/20～50 天),量时多时少,上次月经 50 天前,此次来月经后阴道出血不止,现已持续 10 多天,血量多、伴头晕来就诊。既往无特殊病史,否认性生活史。

查体:T 36℃,P 100 次/分,R 20 次/分,BP 90/60 mmHg,患者面色苍白,贫血貌。余无异常。肛诊:子宫较正常略小,两侧附件未及包块。B 超:子宫略小,两侧附件未见异常。

【初步诊断】

1. 无排卵型子宫功能性出血。
2. 继发贫血。

【诊断依据】

1. 病史 11 岁月经初潮,月经周期不规则(7～10/20～50 天),量时多时少,上次月经 50 天前,否认性生活史。

2. 症状 15 岁女中学生,阴道流血 10 多天、量多伴头晕。

3. 体征 T 36℃,P 100 次/分,R 20 次/分,BP 90/60 mmHg,患者面色苍白,贫血貌;肛诊子宫较正常略小,两侧附件未及包块。

4. 辅助检查 B 超:子宫略小,两侧附件未见异常。

【鉴别诊断】

1. 流产 要有性生活史,子宫增大变软,阴道可流出肉样组织,血或尿 HCG 检查阳性,B超检查可排除。

2. 宫外孕 要有性生活史,阴道流血不多,可伴有腹痛,附件区可触及包块,B 超检查可排除。

【检查】

血常规、基础体温、血或尿 HCG 检查。

【治疗方案】

1. 一般性治疗:贫血者应补充铁剂、维生素 C 和蛋白质,严重贫血需输血。流血时间长者给予抗生素预防感染。加强营养,保证充分休息。

2. 止血:首选药雌激素。

3. 调整月经周期(雌、孕激素序贯疗法)。

4. 促排卵:首选药克罗米芬(CC)、HCG。

5. 手术治疗。

【建议】

激素治疗一定要按规定用药,8 小时内要见效,96 小时无效需另找原因。

放置节育器的副反应

【病例】

女性,32 岁,G2P1,既往体健,无腰痛史。2 个月前放置宫内节育器,出现下腹坠胀及腰骶部酸痛,尤其在劳累后加重。查:外阴、阴道正常,子宫颈光滑,子宫前位,正常大小,无压痛,活动好。双侧附件未及异常。B 超下见节育器位置正常。

【初步诊断】

放置节育器的副反应(节育器大小与宫腔大小或形态不符所致)。

【诊断依据】

1. 病史 2 个月前放置宫内节育器。

2. 症状 放环后出现下腹坠胀及腰骶部酸痛,尤其在劳累后加重。

3. 体征 无炎症表现。

4.辅助检查　B 超下见节育器位置正常。

【鉴别诊断】

1.盆腔炎　查体无炎症表现可排除。
2.宫内节育器异位　B 超检查可排除。

【检查】

血常规、盆腔 X 线检查。

【治疗方案】

1.适当休息。
2.必要时使用止痛药。
3.上述处理无效于月经干净后 3～7 天取出节育器。

【建议】

若取出节育器,必须改换其他方式避孕,或者下个月经干净后 3～7 天更换合适节育器。

第四章 >>>

儿科常见病

手足口病

【病例】

患儿,女,4岁,因口腔黏膜、双手疱疹1天于5月20日就诊。患儿从幼儿园放学回家后诉口腔疼痛,母亲发现患儿口腔黏膜、双手有疱疹而来就诊。其母亲从幼儿园老师那里了解到同班小孩有类似病症。患儿平时身体健康,按时预防接种,无药物过敏史,近期无用药史。查体:体温37.8℃,一般情况可,双侧颊黏膜、齿龈有散在疱疹,手、足出现10余个斑丘疹、疱疹,疱疹周围有炎性红晕,疱内液体较少,其余部位未见皮疹,心肺检查无异常,腹平软,肝脾未触及。

【初步诊断】

手足口病。

【诊断依据】

1. 4岁小儿,5月发病,病前有与同样症状患儿接触史。

2. 急性起病,有低热。口腔黏膜、齿龈出现散在疱疹,手、足出现斑丘疹、疱疹,疱疹周围有炎性红晕,疱内液体较少。

【鉴别诊断】

1. 口蹄疫 主要侵犯猪、牛、马等家畜。一般发生于畜牧区,成人牧民多见。

2. 疱疹性口炎 四季均可发病,以散在为主。

3. 疱疹性咽峡炎 做病原学及血清检查以鉴别。

【检查】

1. 血常规检查 白细胞总数正常或轻度增高,以淋巴细胞增多为主,重症病例白细胞可明显升高($>15 \times 10^9/L$)或显著降低($<2 \times 10^9/L$),恢复期逐渐降至正常。

2. 病原学检查 用组织培养分离肠道病毒是目前诊断的金标准,但病毒特异性核酸是手足口病病原确认的主要方法。

【治疗方案】

1. 一般治疗

（1）消毒隔离,避免交叉感染。患儿应在家中隔离,直到体温正常、皮疹消退及水疱结痂,一般需要2周。患儿所用物品应彻底消毒,一般用含氯消毒液浸泡及煮沸消毒。

（2）休息及饮食:发病第一周内卧床休息,多喝温开水,以清淡、易消化饮食为主。

（3）口咽部疱疹治疗:每次餐后应用温水漱口,口腔有糜烂时可涂金霉素、鱼肝油。选西瓜霜、冰硼散、珠黄散等任一种吹敷于口腔患处,每天2~3次。

（4）手足皮肤疱疹的治疗:患儿衣服、被褥保持清洁干燥。剪短患儿指甲,必要时包裹双手,防止抓破皮疹,破溃感染。选用冰硼散、金黄散、青黛散等任一种用蒸馏水稀释后用消毒棉签蘸涂患处,每天3~4次。疱疹破裂者,局部涂擦1%甲紫或抗生素软膏。

2. 对症治疗

（1）低热或中度发热,可让患儿多饮水。如体温超过38.5℃,可使用解热镇痛药。高热可给予头部冷敷和温水擦浴等物理降温。

（2）有咳嗽、咳痰者给予镇咳、祛痰药。

（3）呕吐、腹泻者予补液、纠正水、电解质、酸碱平衡的紊乱。

（4）注意保护心、肝、肺、脑重要脏器的功能。

3. 病原治疗　手足口病目前还缺乏特异、高效的抗病毒药物,可酌情选用利巴韦林抗病毒治疗:小儿按体重每天10~15 mg/kg,分4次口服,疗程5~7天;静脉滴注:小儿按体重每天~15 mg/kg,分2次给药,每次静滴20分钟以上,疗程3~7天。

【疫情报告】

我国卫生部于2008年5月2日起,将此病列为丙类传染病管理。按规定及时填报传染病报告卡并及时上报。

【预防】

手足口病传播途径多,婴幼儿和儿童普遍易感。做好儿童个人、家庭和托幼机构的卫生是预防本病的关键。加强监测,提高监测敏感性是控制本病流行的关键。各地要做好疫情报告,托幼单位应做好晨间检查,及时发现患者,采集标本,明确病原学诊断,并做好患者粪便及其用具的消毒处理,预防疾病的蔓延扩散。流行期间,家长应尽量少让孩子到拥挤的公共场所,减少感染的机会。医院应加强预防,设立专门的诊室,严防交叉感染。在伴有严重合并症的手足口病流行地区,密切接触患者的体弱婴幼儿可肌注丙球蛋白。

麻　疹

【病例】

患儿,男,5岁。高热4天伴出疹1天于3月12日就诊。患儿4天前开始发热,体温在~40℃,并有打喷嚏、流涕、咳嗽、畏光、流泪、眼分泌物增多,大便稀,一日3次。按"感冒"

治疗,症状无缓解,今日出现耳后、颜面、颈部皮疹而来就诊。患儿平素体弱,未按规定进行预防接种。近期当地有类似病症患儿。查体:T 40℃ 、P 110 次/分、R 24 次/分。意识清楚、呈热面容,颜面、耳后、颈部及躯干部可见淡红色斑丘疹,直径 2～5 mm,压之褪色,疹间皮肤常。浅表淋巴结未触及肿大,眼结膜充血,颊黏膜充血、可见灰白色点状疹,咽红。双肺呼吸粗糙,未闻及干、湿啰音。心率 110 次/分,律齐,未闻及杂音。腹部软,肝脾不大。神经系统无异常。辅助检查:血常规 WBC $3.8×10^9$/L,N 0.36,L 0.64。尿常规(-)。

【初步诊断】

麻疹。

【诊断依据】

1. 患儿,5 岁,春季发病,平素体弱,未按规定进行预防接种。近期当地有类似病症患儿。
2. 高热 4 天出疹,出疹时仍高热,有上呼吸道炎及结膜炎表现。
3. 体征:颊黏膜见 Koplik 斑、典型淡红色斑丘疹、眼结膜充血。
4. 血常规:白细胞减少,淋巴细胞相对增多。

【鉴别诊断】

1. 风疹　皮疹形状、血象与麻疹相似,但多在发热半天至 1 天出疹,全身症状较麻疹轻。
2. 幼儿急疹　高热 3～5 天出疹,皮疹 1 天出齐,为红色斑丘疹,与麻疹相似,但疹出热退。
3. 猩红热　高热、症状重与麻疹相似,但发热 1～2 天出疹,皮肤弥漫充血,密集针尖大丘疹,有咽峡炎、杨梅舌、环口苍白圈等特殊表现,同时血象高,以中性粒细胞增高为主。
4. 水痘　可有发热、食欲减退等,但皮疹除斑疹、丘疹外,还有水疱。

【检查】

1. 血清学检查:特异性抗体与抗原检测。
2. 病原学检查。
3. 胸部 X 线检查:了解肺部情况。
4. 心电图与心肌损害血生化指标检查:如肌酸激酶、乳酸脱氢酶和肌钙蛋白等,了解是否并发心肌炎。

【治疗方案】

1. 一般治疗　患者应单间呼吸道隔离,至体温正常或至少出疹后 5 天;卧床休息,保持气新鲜,温度适宜;眼、鼻、口腔保持清洁,多饮水。对住院麻疹患儿应补充维生素 A,以降低发症和病死率。
2. 对症治疗　体温 >40℃时适当降温,可酌情使用小剂量解热药或物理降温;烦躁时给适当镇静;咳嗽可予祛痰镇咳药;继发感染给予抗生素等;必要时给氧,保证水电解质及酸碱衡。
3. 中药治疗。

【疫情报告】

麻疹为乙类传染病,按规定及时填报传染病报告卡并及时上报。

【预防】

1. 管理传染源 对麻疹患者做到早诊断、早报告、早隔离、早治疗,患者隔离至出疹后5天,伴有呼吸道并发症者应延长到出疹后10天。对接触麻疹的易感患儿应隔离检疫3周,并使用被动免疫制剂。

2. 切断传播途径 流行期间避免易感儿到公共场所或探访亲友。无并发症的患儿在家中隔离,以减少传播途径和继发医院内感染。

3. 保护易感人群

(1)主动免疫:未患过麻疹的小儿均应接种麻疹减毒活疫苗。我国计划免疫定于8个月龄初种,7岁时复种。每次皮下注射0.2 ml,各年龄剂量相同。应急接种时最好于麻疹流行季节前1个月。易感者在接触患者后2天内若接种疫苗仍可防止发病或减轻病情。接种疫苗后一般反应轻微,少数接种后有低热数日。

(2)被动免疫:年幼、体弱患病的易感儿接触麻疹后,可采用被动免疫。在接触患者后5天内注射人血丙种球蛋白3 ml(或每次0.25 ml/kg)可防止发病。在接触患者6天后注射,可减轻症状。免疫有效期3~8周。

营养不良

【病例】

患儿,男,11个月。因厌食、消瘦2个月来就诊。生后人工喂养,9个月时添加稀粥和米粉,近2个月来开始少食、哭闹不安,逐渐消瘦,大便每日3~5次,量不多,蛋花水样便,无脓血,反复感冒。查体:T 37℃,R 32次/分,P 110次/分,体重7 kg,身长70 cm。精神萎靡,皮肤干燥、苍白,皮下脂肪减少,心率110次/分,心音稍低钝,腹部皮下脂肪厚度0.3 cm,四肢及臀部皮下脂肪减少,肌张力明显减低,肌肉松弛,余正常。

【初步诊断】

营养不良。

【诊断依据】

1. 病史 患儿,男,11个月,人工喂养,9个月时添加稀粥和米粉。

2. 症状 近2个月来开始少食、哭闹不安,逐渐消瘦,大便每日3~5次,量不多,蛋花水样便,无脓血,反复感冒。

3. 体征 T 37℃,R 32次/分,P 110次/分,体重7 kg,身长70 cm。精神萎靡,皮肤干燥、苍白,皮下脂肪减少,腹部皮下脂肪厚度0.3 cm,四肢及臀部皮下脂肪减少,肌张力明显减低,肌肉松弛,心音稍低钝。

【检查】

血常规、血电解质。

【治疗方案】

1. 祛除病因　积极治疗原发病,如改进喂养方法、治疗各种消耗性疾病、控制感染性疾病等。
2. 调整饮食　遵循循序渐进、由少到多的原则,食物中应富含维生素和矿物质。
3. 促进消化　如给予胃蛋白酶、胰蛋白酶和 B 族维生素等。
4. 并发症治疗
(1)自发性低血糖:立即静脉注射 50% 葡萄糖。
(2)各种感染:及时选用有效抗生素控制感染。

【建议】

转上级医院治疗。

维生素 D 缺乏性佝偻病

【病例】

患儿,女,10 个月。因多汗、夜惊、烦躁 2 个多月来就诊。生后牛乳喂养,平日较少外出活动。2 个多月前开始出现烦躁,夜间惊醒,常摇头擦枕,不能站立,至今尚未出牙。查体:T 37℃,R
次/分,P 110 次/分,体重 6 kg,身长 67 cm。意识清楚,面色苍白,消瘦,枕秃,方颅,有明显鸡胸,心肺正常,腹软,肝在右肋缘下 1 cm,质软,肌张力低,余正常。血生化检查:血钙 2.1 mmol/L,血磷 0.9 mmol/L,碱性磷酸酶增高。骨 X 线:干骺端增宽,临时钙化带消失,骨质疏松。

【初步诊断】

维生素 D 缺乏性佝偻病。

【诊断依据】

1. 病史　患儿,女,10 个月,生后牛乳喂养,平日较少外出活动。
2. 症状　2 个多月前开始出现烦躁,夜间惊醒,常摇头擦枕,不能站立,至今尚未出牙。
3. 体征　体重 6 kg,身长 67 cm。神清,面色苍白,消瘦,枕秃,方颅,有明显鸡胸,心肺正常,腹软,肝在右肋缘下 1 cm,质软,肌张力低。
4. 检查结果　血生化检查:血钙 2.1 mmol/L,血磷 0.9 mmol/L,碱性磷酸酶增高;骨骼 X 线:干骺端增宽,临时钙化带消失,骨质疏松。

【鉴别诊断】

1. 与其他原因所致佝偻病的鉴别
(1)肾性佝偻病表现为慢性肾功能障碍,导致钙磷代谢紊乱,血钙低,血磷高,甲状旁腺性功能亢进,骨骼呈佝偻病改变,多于幼儿后期症状逐渐明显。必要时查甲状腺功能以排除本病。

(2)肝性佝偻病多见急性肝炎、先天性肝外胆管缺乏或其他肝脏疾病时,根据病史暂可排除。

2.软骨营养不良　出生时即可见四肢短、头大、前额突出、腰椎前凸、臀部后凸,根据特殊形态及骨骼 X 线检查可排外。

3.脑积水　前囟饱满紧张隆起、骨缝分离、颅骨叩诊有破壶音,严重时两眼向下呈"落日征",头颅 B 超检查、CT 可排外。

【治疗方案】

1.一般疗法:如加强营养,坚持每日户外活动,及时添加含钙、磷以及维生素 D 丰富的食物。

2.补充维生素 D。

3.补充钙剂。

【建议】

治疗 1 个月后应复查效果,如临床表现、血生化与骨骼 X 线改变无恢复征象,应与抗维生素 D 佝偻病鉴别。如治疗效果欠佳,转上级医院进一步治疗。

维生素 D 缺乏性手足搐搦症

【病例】

患儿,男,5 个月。因手足抽筋多次来就诊。患儿系人工喂养,很少外出活动。近日来多次发生四肢抽搐,面肌颤动,两眼上翻,每次持续数分钟,发作后一切如常。无发热、头痛、呕吐。体查:T 36.6℃,P 102 次/分,R 30 次/分,体重 9 kg,前囟 1.5 cm×1.5 cm,颈软,鸡胸,心肺正常。血生化:血钙 1.7 mmol/L,血磷 0.9 mmol/L,碱性磷酸酶增高。骨 X 线:干骺端增宽,临时钙化带消失,骨质疏松。

【初步诊断】

维生素 D 缺乏性手足搐搦症。

【诊断依据】

1.病史　患儿,男,5 个月,人工喂养,很少外出活动。

2.症状　近日来多次发生四肢抽搐,面肌颤动,两眼上翻,每次持续数分钟,发作后一切如常。

3.体征　T 36.6℃,P 102 次/分,R 30 次/分,体重 9 kg,前囟 1.5 cm×1.5 cm,颈软,鸡胸。

4.检查结果　血生化检查:血钙 1.7 mmol/L,血磷 0.9 mmol/L,碱性磷酸酶增高;骨骼 X

线:干骺端增宽,临时钙化带消失,骨质疏松。

【鉴别诊断】

1. 与其他无热惊厥性疾病鉴别

(1)低血糖症 常发生于清晨空腹时,有进食不足或腹泻病史,一般口服或静脉注射葡萄糖液后可立即恢复。

(2)婴儿痉挛症 1 岁以内起病,突然发作,呈点头弯腰状抽搐伴意识障碍,发作数秒至数十秒自停,伴智能异常,脑电图有特征性的高幅异常节律波出现。

2. 中枢神经系统感染 常伴发热和感染中毒症状,有颅内压增高体征及脑脊液改变。

【检查】

复查血钙、磷。

【治疗方案】

1. 急救处理

(1)迅速控制惊厥,首选地西泮,每次 0.1～0.3 mg/kg,或用苯巴比妥钠,负荷量为 15～20 mg/kg,缓慢静脉注射;也可用 10% 水合氯醛,每次 0.5 ml/kg,保留灌肠。

(2)保持呼吸道通畅,避免窒息。

(3)吸氧。

2. 补充钙剂。

3. 补充维生素 D。

新生儿黄疸

【病例】

孕 39 周分娩,出生体重 3 kg,日龄 3 天,吃奶好,睡眠正常。因皮肤、黏膜及巩膜黄染 2 天来就诊。查体:皮肤及巩膜明显黄染,心率 130 次/分,呼吸 40 次/分,双肺听诊未闻及干湿啰音,肝肋下 2 cm,脾未触及,肌张力及神经反射正常。

【初步诊断】

新生儿黄疸。

【诊断依据】

1. 病史 孕 39 周分娩,出生体重 3 kg,日龄 3 天。

2. 症状 皮肤、黏膜及巩膜黄染 2 天。

3. 体征 皮肤及巩膜明显黄染,心率 130 次/分,呼吸 40 次/分,双肺听诊未闻及干湿啰音,肝肋下 2 cm,脾未触及,肌张力及神经反射正常。

【鉴别诊断】

病理性黄疸:黄疸出现早,重而快,持续时间长,退而复现,血清结合胆红素上升。

【检查】

1. 血常规。
2. 血清胆红素。

【治疗方案】

1. 光照疗法(首选)。
2. 一般治疗:注意保暖,保持大便通畅,纠正酸中毒、缺氧、低血糖等,供给足够能量。
3. 药物治疗
(1)供给白蛋白。
(2)肝酶诱导剂,如苯巴比妥或尼可刹米。
(3)静脉用免疫球蛋白。

新生儿硬肿症

【病例】

患儿,女,日龄 7 天,胎龄 34 周,体重 2000 g,因反应低下,拒乳来就诊。查体:T 35℃,R 0 次/分,反应差,嗜睡,活动减少,心率 100 次/分,心音低钝,双小腿外侧皮肤发硬,呈暗红色,伴水肿,指压凹陷,胸腹检查未见异常。

【初步诊断】

新生儿硬肿症。

【诊断依据】

1. 病史　女,日龄 7 天,胎龄 34 周,体重 2000 g。
2. 症状　反应低下,拒乳。
3. 体征　T 35℃,R 30 次/分,反应差,嗜睡,活动减少,心率 100 次/分,心音低钝,双小腿外侧皮肤发硬,呈暗红色,伴水肿,指压凹陷。

【鉴别诊断】

1. 新生儿水肿　如早产儿水肿,下肢常见凹陷性水肿,有时延及手背、眼睑或头皮,大多数可自行消退。
2. 新生儿皮下坏疽　有难产或产钳分娩史,常发生与身体受压部位或受损部位,表现为局部皮肤变硬、略肿、发红、边界不清楚并迅速蔓延,重者可伴有出血和溃疡,并可融合成大片坏疽。

【检查】

血常规、动脉血气分析、电解质。

【治疗方案】

1. 复温是治疗的首要措施,因地制宜采用温水浴、母怀抱、热水袋、电热毯等方法复温,要注意避免烫伤。
2. 能量和液体的补充。
3. 药物治疗。

【建议】

1. 新生儿(尤其是早产儿)一旦娩出即用预暖的毛巾包裹,移至保暖床上处理。对高危儿做好体温监护。
2. 转上级医院治疗。

鹅口疮

【病例】

患儿,女,15天,生后人工喂养。今日家长发现患儿口腔颊黏膜有乳凝块样附着物,不易擦掉。无发热、无红肿、无流涎,不影响吃奶。

【初步诊断】

鹅口疮。

【诊断依据】

1. 病史:患儿,女,15天,生后人工喂养。
2. 症状:口腔颊黏膜有乳凝块样附着物,不易擦掉。无发热、无红肿、无流涎,不影响吃奶。

【鉴别诊断】

1. 溃疡性口炎 多与口腔不洁有关,口腔黏膜糜烂或溃疡,表面覆盖较厚的纤维素性渗出物,擦后可见溢血的糜烂面,局部疼痛明显,患儿拒食、烦躁,常有明显发热。
2. 疱疹性口炎 齿龈、舌、唇内、颊黏膜处散在或成簇黄白色小疱疹,迅速破溃后形成浅溃疡,局部疼痛,患儿拒食、流涎、烦躁。

【治疗方案】

1. 清洗口腔,用2%碳酸氢钠溶液。
2. 注意饮食卫生,保持口腔清洁,多饮水,进食后漱口。
3. 加强营养,适当增加维生素 B_2 和维生素 C。

溃疡性口炎

【病例】

患儿,女,11个月,因发热、哭闹、流涎1天就诊。患儿1天来食欲明显减少,进食时哭闹更明显。查体:T 38.7℃,口腔颊部有多个小溃疡,溃疡表面有灰白色假膜覆盖,余正常。

【初步诊断】

溃疡性口炎。

【诊断依据】

1. 病史　患儿,女,11个月,发热、哭闹、流涎1天,1天来食欲明显减少,进食时哭闹更明显。

2. 体征　T 38.7℃,口腔颊部有多个小溃疡,溃疡表面有灰白色假膜覆盖。

【鉴别诊断】

1. 鹅口疮　多与产道感染或乳头不洁、乳具污染有关,口腔颊黏膜有乳凝块样附着物,不易擦掉,患处不痛、不流涎、不影响吃奶。

2. 疱疹性口炎　齿龈、舌、唇内、颊黏膜处散在或成簇黄白色小疱疹,迅速破溃后形成浅溃疡,局部疼痛,患儿拒食、流涎、烦躁。

【检查】

血常规。

【治疗方案】

1. 控制感染,加强口腔护理:可用3%过氧化氢溶液或0.1%依沙丫啶溶液清洁口腔。
2. 对症处理,如流涎较多者,要保持口周皮肤清洁、干燥。
3. 注意补给足够的营养及液体,补充维生素 B_1、B_2 及维生素 C。必要时输血或血浆。

婴儿腹泻

【病例】

患儿,男,6个月。腹泻、呕吐3天,加重伴尿少1天。两天前无明显诱因出现流涕、轻咳,体温37.8℃,随即出现腹泻,每日10余次,为蛋花状水样便,量多,无腥臭味,无脓血。时有呕吐,呕吐物为奶汁。精神差,尿量明显减少。体查:T 38.7℃,P 110次/分,精神萎靡,皮肤干燥、弹性差,四肢稍凉。眼窝、前囟凹陷,口唇干,咽充血明显。心率110次/分,心音低钝,律齐,未闻及杂音。腹部稍胀,肠鸣音0~1次/分,肝脾未触及。脑膜刺激征(－)。辅助检查:

血常规 WBC 6.5×10^9/L,N 0.30,L 0.70。大便常规:黄色稀便,白细胞 0~1/HP。

【初步诊断】

婴儿腹泻。

【诊断依据】

1.病史　患儿,男,6 个月。腹泻、呕吐 3 天,加重伴尿少 1 天。

2.症状　流涕、轻咳,随即出现腹泻,每日 10 余次,为蛋花状水样便,量多,无腥臭味,无脓血。时有呕吐,呕吐物为奶汁。精神差,尿量明显减少。

3.体征　T 38.7℃,P 110 次/分,精神萎靡,皮肤干燥,弹性差,四肢稍凉。眼窝、前囟凹陷,口唇干,咽充血明显。心率 110 次/分,心音低钝,律齐,未闻及杂音。腹部稍胀,肠鸣音 0~1 次/分。

4.检查结果　血常规 WBC 6.5×10^9/L,N 0.30,L 0.70。大便常规:黄色稀便,白细胞 0~1/HP。

【鉴别诊断】

1.大便无或偶见少量白细胞

(1)生理性腹泻:多见于 6 个月以内的婴儿,外观虚胖,常有湿疹,生后不久即出现腹泻,除大便次数增多外,无其他症状,食欲好,不影响生长发育,添加辅食后自然痊愈。

(2)导致小肠消化吸收功能障碍的各种疾病,如过敏性腹泻,查食物过敏原可加以鉴别。

2.大便有较多白细胞者

(1)细菌性痢疾:常有流行病学史,起病急,全身症状重,大便次数多,量少,排脓血便伴里急后重,大便镜检可见大量脓细胞和红细胞。

(2)坏死性肠炎:中毒症状较严重,大便暗红色糊状,渐出现典型赤豆汤样血便,常伴休克,腹部立、卧位 X 线可进行鉴别。

【检查】

血液生化检查;复查大便常规。

【治疗方案】

1.调整饮食,继续母乳喂养,及时添加辅食。

2.加强臀部护理,预防并发症。

3.补液纠正脱水。

4.药物治疗

(1)控制感染,抗病毒治疗,如利巴韦林。

(2)肠道微生态疗法,如妈咪爱。

(3)肠黏膜保护剂,如蒙脱石散。

(4)早期避免使用止泻药。

(5)补锌治疗,对于急性腹泻患儿,应每日给予元素锌 10 mg,疗程 7~10 天。

【建议】

若病情加重,建议尽快转诊上级医院。

急性上呼吸道感染

【病例】

患儿,男,2岁,因发热,流涕2天来就诊。2天前因"受凉",出现发热,测体温39℃,鼻塞、流涕,服用"小儿感冒冲剂"治疗,效果尚不明显。查体:体温38.6℃,咽部充血,扁桃体Ⅰ度肿大,心肺无异常。

【初步诊断】

急性上呼吸道感染。

【诊断依据】

1. 病史　患儿,男,2岁,2天前因"受凉"出现发热,流涕。
2. 症状　出现发热,鼻塞、流涕。
3. 体征　体温38.6℃,咽部充血,扁桃体Ⅰ度肿大。

【鉴别诊断】

1. 流行性感冒　起病急,传染性强,全身症状重,多伴高热及全身酸痛,鼻咽部症状与体征较轻。
2. 急性传染病早期　如麻疹、百日咳、猩红热等,应结合临床表现及病情演变加以鉴别。

【进一步检查】

血常规,胸部X线检查。

【治疗方案】

1. 一般治疗　如注意休息、保持良好的周围环境、多饮水等。
2. 抗病毒治疗　利巴韦林口服或静脉滴注。
3. 对症治疗
(1)监测体温,当体温超过38.5℃时给予物理降温,如冷敷、酒精擦浴等。
(2)发生高热惊厥者可予以镇静、止惊等处理。

【建议】

1. 加强体格锻炼以增强免疫力;提倡母乳喂养,均衡膳食;避免去人多拥挤的公共场所。
2. 病情严重者,立即转上级医院治疗。

急性支气管炎

【病例】

患儿,男,2岁,因咳嗽5天来就诊。5天前因"受凉",出现发热,体温38℃左右,流涕、咳嗽,服用"小儿感冒冲剂"治疗后,体温正常,流涕减轻,但咳嗽仍然明显,初为干咳,现有痰,不易咳出。体查:双肺可闻及少量中、粗湿啰音,咳嗽后啰音减少,余正常。

【初步诊断】

急性支气管炎。

【诊断依据】

1. 病史 患儿,男,2岁,5天前因"受凉"出现发热,流涕、咳嗽,服用"小儿感冒冲剂"治疗后,流涕减轻,但咳嗽仍然明显。

2. 症状 咳嗽5天,初为干咳,现有痰,不易咳出。

3. 体征 双肺可闻及少量中、粗湿啰音,咳嗽后啰音减少。

【鉴别诊断】

与肺炎早期鉴别,支气管肺炎可闻及中、细湿啰音,深吸气或咳嗽后啰音不消失。

【检查】

血常规、胸部X线检查。

【治疗方案】

1. 一般治疗 如注意休息、保持良好的周围环境、经常变换体位、多饮水使呼吸道分泌物易于咳出。

2. 控制感染 可根据经验选择敏感药物。

3. 对症治疗 一般不用镇咳药物,以免抑制咳嗽反射,影响痰液排除。常口服祛痰药如复方甘草合剂、氨溴索等。

【建议】

若病情加重,及时转诊上级医院。

肺　炎

【病例】

患儿,男,7个月。因发热、咳嗽3天,气促1天就诊。患儿3天前因受凉出现发热、流涕体温38℃并伴有咳嗽,近 1 天出现气促。体查:T 38.4℃,R 55 次/分,P 160 次/分。精神萎靡,鼻翼扇动,口周发绀,轻度三凹征,呼吸音粗,两肺闻及中、细湿啰音,腹软,肝肋下 2 cm。

【初步诊断】

支气管肺炎。

【诊断依据】

1. 病史　患儿,男,7 个月。因受凉出现发热、咳嗽 3 天,气促 1 天。
2. 症状　3 天前出现发热、流涕,并伴有咳嗽,近 1 天出现气促。
3. 体征　T 38.4℃,R 55 次/分,P 160 次/分。精神萎靡,鼻翼扇动,口周发绀,轻度三凹征,呼吸音粗,两肺闻及中、细湿啰音。

【鉴别诊断】

1. 急性支气管炎　全身状况好,以咳嗽为主要症状,肺部啰音多随咳嗽而改变,若鉴别困难则按肺炎处理。
2. 支气管哮喘　多有过敏体质,可有明显喘息发作和呼气性呼吸困难。
3. 支气管异物　有异物吸入史,突然出现呛咳,并伴严重呼吸困难、缺氧发绀。
4. 肺结核　一般有结核接触史,结核菌素试验阳性,X 线检查可鉴别。

【检查】

血常规、胸部 X 线检查。

【治疗方案】

1. 控制感染　根据经验选择敏感药物。
2. 对症治疗　如吸氧、保持呼吸道通畅等。
3. 防治并发症　如心力衰竭、中毒性脑病等。

【建议】

若病情加重,及时转诊上级医院。

营养性缺铁性贫血

【病例】

早产儿,男,10 个月,单纯牛乳喂养,未添加辅食,现体重 7.2 kg。因食欲减退,精神不振,面色苍白 3 个月就诊。查体:皮肤黏膜苍白,心肺功能(－),肝右肋下 3 cm,脾肋下 1 cm。血常规检查:血红蛋白 80 g/L,红细胞 3.6×10^{12}/L,白细胞、血小板及网织红细胞均正常,外周血涂片可见红细胞大小不等,以小细胞为多,中心淡染明显。

【初步诊断】

营养性缺铁性贫血。

【诊断依据】

1. 病史　早产儿,男,10个月,单纯牛乳喂养,未添加辅食。
2. 症状　食欲减退,精神不振,面色苍白3个月。
3. 体征　皮肤黏膜苍白,心肺功能(-),肝右肋下3 cm,脾肋下1 cm。
4. 检查结果　血常规检查:血红蛋白80 g/L,红细胞 3.6×10^{12}/L,白细胞、血小板及网织红细胞均正常,外周血涂片可见红细胞大小不等,以小细胞为多,中心淡染明显。

【鉴别诊断】

异常血红蛋白病、珠蛋白合成障碍性贫血、维生素 B_6 缺乏性贫血、铁粒幼细胞性贫血等亦表现为小细胞低色素性贫血,但相对少见,应根据各临床特点和实验室检查加以鉴别。

【治疗方案】

1. 祛除病因　饮食不当者应纠正不合理的饮食习惯。
2. 补充铁剂　如葡糖糖酸亚铁、琥珀酸亚铁、硫酸亚铁等。
3. 补充含铁丰富的食物　如动物肝脏、肉制品等。

【建议】

到上级医院做进一步检查。

营养性巨幼细胞性贫血

【病例】

患儿,男,10个月。母乳喂养,未添加辅食。4~5个月时会笑、能认识母亲,近2个月来其母发现患儿表情淡漠、面色蜡黄。体格检查:T 36.2℃。皮肤黄,口唇、甲床苍白,舌及唇时有震颤。血象:红细胞 2.0×10^{12}/L,血红蛋白90 g/L,外周血涂片示红细胞大小不等,以大细胞为主,中央淡染区不明显;白细胞和血小板均减少。

【初步诊断】

营养性巨幼细胞性贫血。

【诊断依据】

1. 病史　患儿,男,10个月。母乳喂养,未添加辅食。
2. 症状　表情淡漠、面色蜡黄。
3. 体征　T 36.2℃。皮肤黄,口唇、甲床苍白,舌及唇时有震颤。

4. 检查结果　血常规检查:红细胞 $2.0 \times 10^{12}/L$,血红蛋白 $90\ g/L$,外周血涂片示红细胞大小不等,以大细胞为主,中央淡染区不明显;白细胞和血小板均减少。

【治疗方案】

1. 治疗基础疾病,祛除病因。
2. 营养知识教育,改善营养,及时添加富含维生素 B_{12} 和叶酸的辅食,如肉类、肝、肾、绿叶蔬菜、水果等;纠正偏食及不良的烹调习惯。
3. 补充维生素 B_{12} 或叶酸。
4. 对症治疗。

【建议】

到上级医院做进一步检查。

急性肾小球肾炎

【病例】

患儿,男,7 岁,因食欲减退、乏力、尿少、眼睑水肿 2 天就诊,2 周前患上呼吸道感染。2 天前患儿家长发现患儿出现眼睑水肿且尿量减少,水肿渐及全身,伴疲乏、头晕、头痛、恶心、尿少、尿色呈洗肉水样。体格检查:T 37.5℃,P 90 次／分,R 34 次／分,BP 120/95 mmHg,眼睑及下肢明显水肿,压陷性不明显,心率 90 次／分,律齐。尿常规:尿蛋白(＋＋),红细胞 30/HP。

【初步诊断】

急性肾小球肾炎。

【诊断依据】

1. 病史　患儿,男,7 岁,食欲减退、乏力、尿少、眼睑水肿 2 天,2 周前患上呼吸道感染。
2. 症状　眼睑水肿且尿量减少,水肿渐及全身,伴疲乏、头晕、头痛、恶心、尿少、尿色呈洗肉水样。
3. 体征　T 37.5℃,P 90 次／分,R 34 次／分,BP 120/95 mmHg,眼睑及下肢明显水肿。压陷性不明显,心率 90 次／分,律齐。
4. 检查结果　尿常规:尿蛋白(＋＋),红细胞 30/HP。

【治疗方案】

1. 一般治疗急性期应卧床休息,待肉眼血尿消失、水肿消退及血压恢复正常后逐步增加活动量。急性期应予低盐(每日 3 g 以下)饮食。
2. 对症治疗。

【建议】

到上级医院做进一步检查。

肾病综合征

【病例】

患儿,男,3 岁,眼睑及双下肢水肿、少尿 1 周。体格检查:T 36.5℃,P 110 次/分,R 30 次/分,BP 90/60 mmHg,精神状态尚好,眼睑高度水肿,下肢呈凹陷性水肿,心肺正常,余正常。尿常规:尿蛋白(＋＋＋＋),红细胞 0～3/HP。

【初步诊断】

肾病综合征。

【诊断依据】

1. 病史　患儿,男,3 岁,眼睑及双下肢水肿、少尿 1 周。
2. 症状　眼睑及双下肢水肿伴少尿。
3. 体征　T 36.5℃,P 110 次/分,R 30 次/分,BP 90/60 mmHg,精神状态尚好,眼睑高度水肿,下肢呈凹陷性水肿,心肺正常,余(－)。
4. 检查结果　尿常规:尿蛋白(＋＋＋＋),红细胞 0～3/HP。

【检查】

血液检查、复查尿常规。

【治疗方案】

1. 一般治疗　注意休息。
2. 首选肾上腺皮质激素。
3. 对症治疗。

【建议】

到上级医院完善相关检查及治疗。

泌尿道感染

【病例】

患儿,女,2 岁,近 2 日出现发热,常在排尿时哭闹,排尿次数增多,尿液混浊,查体:T 38℃精神状态差,尿道口及周围充血,有臭味,余正常。

【初步诊断】

泌尿道感染。

【诊断依据】

1. 病史　患儿,女,2岁,近2日出现发热,常在排尿时哭闹,排尿次数增多,尿液混浊。
2. 症状　排尿次数增多伴尿液混浊。
3. 体征　T 38℃,精神状态差,尿道口及周围充血,有臭味。

【检查】

血常规、尿常规。

【治疗方案】

1. 多饮水以增加尿量,供给足够的营养。
2. 控制感染,防止复发,初治首选复方磺胺异恶唑;也可用氨苄西林或头孢曲松静脉滴注。
3. 对症治疗。

【建议】

注意个人卫生,保持会阴部清洁;及时发现和处理尿路畸形。若发现患儿尿路畸形,立即上级医院手术治疗。

新生儿破伤风

【病例】

新生儿,8天,胎龄38周,体重3 kg,在家自然分娩,用洗净的剪刀断脐,1天前喂奶时发现患儿出现口张不大、吸吮困难,伴面肌、四肢阵发性痉挛。体格检查:T 36.5℃,P 120次/分,R次/分,口唇青紫,前囟平坦,脐轮红,并有少许脓性分泌物,心肺无异常。

【初步诊断】

新生儿破伤风。

【诊断依据】

1. 病史　新生儿,8天,胎龄38周,体重3 kg,在家自然分娩,用洗净的剪刀断脐。
2. 症状　1天前喂奶时发现患儿出现口张不大、吸吮困难,伴面肌、四肢阵发性痉挛。
3. 体征　T 36.5℃,P 120次/分,R 40次/分,口唇青紫,脐周红,并有少许脓性分泌物。

【治疗方案】

1. 注射破伤风抗毒素。
2. 控制惊厥:首选地西泮,每次0.3～0.5 mg/kg,或用苯巴比妥钠,负荷量为15～20 mg/,缓慢静脉注射;也可用10%水合氯醛,每次0.5 ml/kg保留灌肠。
3. 脐部护理:用3%过氧化氢清洗脐部后涂抹碘酊。

4.合理使用抗生素:青霉素、头孢菌素或甲硝唑静脉滴注。

【建议】

转上级医院治疗。

水　痘

【病例】

患儿,6岁,发热伴皮疹2天。患儿近2天发热、乏力,伴皮疹。查体:T 38.4℃,躯干部散在红色斑疹、丘疹、疱疹,痒感重,心肺未见异常。

【初步诊断】

水痘。

【诊断依据】

1.病史　患儿,6岁,发热伴皮疹2天。
2.症状　发热、乏力,伴皮疹。
3.体征　T 38.4℃,躯干部散在红色斑疹、丘疹、疱疹,痒感重。

【鉴别诊断】

与其他皮疹性疾病鉴别。

【检查】

血常规,组织活检。

【治疗方案】

1.一般治疗:隔离患儿,直到全部皮疹结痂为止,卧床休息,补充足够的水分和营养。
2.对症治疗:皮肤瘙痒时局部涂擦炉甘石洗剂。
3.加强皮肤护理:如勤换内衣、剪短患儿指甲等。
4.抗病毒治疗:首选阿昔洛韦,也可用阿糖腺苷、泛昔洛韦等。
5.继发细菌感染时合理选用抗生素。

上呼吸道感染并高热惊厥

【病例】

患儿,11个月,发热、鼻塞、流涕1天。20分钟前来就诊的路上患儿突然出现四肢抽搐,肌颤动,两眼上翻,双拳紧握,持续约2分钟,抽搐停止后,神志清楚。3个月前因感冒高热有类似发作。体查:T 39.5℃,意识清楚,一般情况好,咽部充血,心肺无异常,神经系统检查阴性。

【初步诊断】

上呼吸道感染并高热惊厥。

【诊断依据】

1.病史　患儿,11 个月,发热、鼻塞、流涕 1 天。
2.症状　就诊前突然出现四肢抽搐,面肌颤动,两眼上翻,双拳紧握,持续约 2 分钟,抽搐停止后,神志清楚。
3.体征　T 39.5℃,神清,一般情况好,咽部充血,心肺无异常,神经系统检查阴性。

【鉴别诊断】

1.中枢神经系统感染　常表现为反复而严重的惊厥发作,伴有不同程度的意识障碍和颅压增高表现。脑脊液检查可排除此病。
2.中毒性脑病　大多并发于败血症、细菌性痢疾等严重细菌性感染疾病,通常于原发病初出现反复惊厥、意识障碍与颅内压增高症状。脑脊液检查发现压力升高可排除此病。

【检查】

血常规。

【治疗方案】

1.保持呼吸道通畅。
2.对症支持治疗:高热时可用物理或药物降温;惊厥发作时行镇静解痉处理,首选地西泮,次 0.1 ~ 0.3 mg/kg(最大量 < 10 mg),肌内注射或静脉注射;新生儿首选苯巴比妥 5 ~ mg/kg,肌内注射或静脉注射。
3.预防并发症。

【建议】

如抽搐频繁发作,建议到上级医院做进一步检查,如脑电图。

肺炎合并心力衰竭

【病例】

患儿,女,2 岁,因发热、咳嗽 4 天,加重伴呼吸急促半天而就诊。4 天前因受凉后而出现发,T 38.5℃,咳嗽呈刺激性干咳,经服用"小儿止咳糖浆"和消炎药(药名不详),未见好转,就前半天症状突然加重,呼吸急促,烦躁不安。体查:T 39℃,R 52 次/分,P 180 次/分,急性重容,唇周发绀,鼻翼翕动,三凹征(+),咽充血,心率 180 次/分,律齐,心音低钝,呈奔马律,未闻及杂音,双肺布满细小湿啰音,腹软,肝右肋缘下 3.5 cm,质软,无压痛,其余检查无异常。

【初步诊断】

肺炎合并心力衰竭。

【诊断依据】

1.病史　患儿,女,2 岁,因发热、咳嗽 4 天,加重伴呼吸急促半天,咳嗽呈刺激性干咳,经服用"小儿止咳糖浆"和消炎药(药名不详),未见好转。

2.症状　发热、咳嗽突然加重,呼吸急促,烦躁不安。

3.体征　T 39℃,R 52 次/分,P 180 次/分,急性重病容,唇周发绀,鼻翼翕动,三凹征(＋),咽充血,心率 180 次/分,律齐,心音低钝,呈奔马律,未闻及杂音,双肺布满细小湿啰音,腹软,肝右肋缘下 3.5 cm,质软,无压痛。

【鉴别诊断】

1.急性支气管炎　全身状况好,以咳嗽为主要症状,肺部啰音多随咳嗽而改变,若鉴别困难则按肺炎处理。

2.肺结核　一般有结核接触史,结核菌素试验阳性,X 线检查可鉴别。

3.支气管哮喘　多有过敏体质,可无明显喘息发作,主要表现为持续性咳嗽。

4.支气管异物　有异物吸入史,突然出现呛咳。

【检查】

血常规、胸部 X 线。

【治疗方案】

1.心力衰竭的治疗:强心、利尿、扩血管。

2.控制感染,根据经验选用敏感抗生素。

3.对症治疗。

【建议】

转上级医院治疗。

先天性心脏病并肺炎

【病例】

患儿,4 岁,生长发育迟缓,面色苍白,平日活动后常咳嗽、气急、心悸,哭闹后可见颜面青紫。今因发热、咳嗽 3 天来就诊。查体:T 39.5℃,BP 90/45 mmHg,体重 12 kg,身高 85 cm,两肺底闻及中细湿啰音,胸骨左缘第 3 肋间可闻及粗糙的全收缩期杂音。

【初步诊断】

先天性心脏病并肺炎。

【诊断依据】

1.病史　患儿,4 岁,生长发育迟缓,面色苍白,平日活动后常咳嗽、气急、心悸,哭闹后可见颜面部青紫。

2.症状　发热、咳嗽,气急、心悸伴面部发绀。

3.体征　T 39.5℃,BP 90/45 mmHg,体重 12 kg,身高 85 cm,两肺底闻及中细湿啰音,胸骨左缘第 3 肋间可闻及粗糙的全收缩期杂音。

【检查】

血常规、胸部 X 线。

【治疗方案】

1.控制感染。

2.对症治疗。

【建议】

到上级医院治疗。

风湿热

【病例】

患儿,女,7 岁,两周前曾患扁桃体炎,近 3 天来出现高热、全身关节酸痛,疲倦,精神差。体查:T 39℃,精神萎靡,面色苍白,咽部充血,无脓性渗出物,呼吸增快 30 次/分,心率增快 110次/分,心尖部闻及Ⅱ级收缩期杂音,奔马律,腹软,四肢关节肿痛,活动受限,无皮疹,神经系统检查阴性。

【初步诊断】

风湿热。

【诊断依据】

1.病史　患儿,女,7 岁,两周前曾患扁桃体炎,近 3 天来出现高热、全身关节酸痛,疲倦,精神差。

2.症状　高热伴全身关节酸痛。

2.体征　T 39℃,精神萎靡,面色苍白,咽部充血,无脓性渗出物,呼吸增快 30 次/分,心率快 110 次/分,心尖部闻及Ⅱ级收缩期杂音,奔马律,腹软,四肢关节肿痛,活动受限,无皮疹,神经系统检查阴性。

【鉴别诊断】

1.幼年类风湿性关节炎　多于3岁以下起病,常侵犯指趾小关节,关节炎无游走性特点,反复发作后可遗留关节畸形,X线骨关节片可予以鉴别。

2.急性化脓性关节炎　全身中毒症状重,好累及大关节,血培养阳性。

3.非特异性肢痛　又名"生长痛",多发生于下肢,夜间或入睡尤甚,喜按摩,局部无红肿。

4.病毒性心肌炎　杂音不明显,较多出现早搏等心律失常,实验室检查可发现病毒感染证据。

【检查】

血常规、心电图、关节X线。

【治疗方案】

1.休息。

2.抗风湿热治疗:有心脏炎时早期使用糖皮质激素,无心脏炎者用阿司匹林。

3.清除链球菌感染:首选青霉素。

4.关节肿痛时予以制动。

【建议】

转上级医院治疗。

急救常见病

急救首要原则:先救命,后治病,即先对症支持治疗,后寻找病因。

急性心肌梗死

【病例】

患者男性,60 岁,于 5 小时前突发胸骨后压榨性疼痛,伴出汗,有濒死感,含服硝酸甘油片无缓解。烦躁不安,双肺呼吸音清,心率 105 次/分,律齐,心音低。有高血压、高血脂症史多年,既往有心绞痛病史。

【初步诊断】

急性心肌梗死。

【诊断依据】

1. **病史**　患者男性,60 岁,有高血压、高血脂症史多年,于 5 小时前突发胸骨后压榨性疼痛,伴出汗,有濒死感,含服硝酸甘油片无缓解。

2. **症状**　5 小时前突发胸骨后压榨性疼痛,伴出汗,有濒死感,含服硝酸甘油片无缓解。

3. **体征**　烦躁不安,双肺呼吸音清,心率 105 次/分,律齐,心音低。

【鉴别诊断】

1. **心绞痛**　心绞痛的疼痛性质多为压榨性或窒息性,常因劳累、受寒、激动等因素所诱发。发作时间较短,一般不超过 15 分钟。发作后服用硝酸甘油有明显好转。

2. **主动脉夹层**　常常表现为急起剧烈胸痛、血压高、突发主动脉瓣关闭不全、两侧脉搏不等或触及搏动性肿块应考虑此症。

3. **急性心包炎**　多见于青壮年,疼痛因深呼吸、咳嗽加重,常与发热同时出现,起病早期可闻及心包摩擦音。

【检查】

血常规、CRP、心肌酶谱、心梗标志物、急诊心电图检查和监护。

【治疗方案】

1. 监护和一般治疗:卧床休息、吸氧,检测心电图、血压和呼吸,建立静脉通道。
2. 止痛:吗啡、硝酸甘油。
3. 预防再次发生梗死:肠溶阿司匹林、氯比格雷。
4. 再灌注心肌
 (1)溶栓疗法:无禁忌证患者尿激酶 150~200 万 U 30 分钟滴注(再灌注疗法)。
 (2)介入治疗(再灌注疗法)。
 (3)手术治疗(再灌注疗法)。
5. 其他药物治疗:β 受体阻滞剂、ACEI、ARB、他汀类、低分子肝素等。
6. 向家属交代病情危重及诊治措施,告病危并请其签病危通知书。

【建议】

转上级医院治疗。

心律失常

【病例】

患者女性,32 岁,10 分钟前突发神志不清、抽搐和呼吸停顿紧急入院,患者意识不清,呼吸停顿,未触及脉搏,听诊心音消失,血压测不到。家属诉患者 1 年前因病毒性心肌炎服用抗心律失常药物,曾发生晕厥、气促。EKG:波形、振幅与频率均极不规则,无法辨认 QRS 波群、ST 段与 T 波。

【初步诊断】

心律失常(心室颤动)。

【诊断依据】

1. 病史　患者女性,32 岁,因病毒性心肌炎服用抗心律失常药物,曾发生晕厥、气促。
2. 症状　突发神志不清、抽搐和呼吸停顿。
3. 体征　意识不清,呼吸停顿,未触及脉搏,听诊心音消失,血压测不到。
4. 辅助检查　EKG:波形、振幅与频率均极不规则,无法辨认 QRS 波群、ST 段与 T 波。

【鉴别诊断】

1. 阿 - 斯综合征　最突出的表现为突然晕厥,轻者只有眩晕、意识障碍,重者意识完全丧失,常伴有抽搐及大小便失禁、面色苍白,进而青紫,可有鼾声及喘息性呼吸,有时可见陈施呼吸。
2. 心脏骤停　神志丧失;颈动脉、股动脉搏动消失,心音消失;.叹息样呼吸,如不能紧急恢复血液循环,很快就停止呼吸;瞳孔散大,对光反射减弱以至消失。

【检查】

电解质、急诊心电图。

【建议】

转上级医院治疗。

淹 溺

【病例】

患者男性,30 岁,2 小时前被人从水塘中救起。水中救起后患者自诉头痛、剧烈咳嗽、胸痛、呼吸困难,查体:患者口腔无异物,皮肤发绀,颜面肿胀,球结膜充血,口鼻充满泡沫、淤污,烦躁不安、抽搐,呼吸急促,双肺闻及干湿啰音。患者既往史无异常。

【初步诊断】

淹溺。

【诊断依据】

1. 病史　患者男性,30 岁,2 小时前被人从水塘中救起。
2. 症状　头痛、剧烈咳嗽、胸痛、呼吸困难 2 小时。
3. 体征　皮肤发绀,颜面肿胀,球结膜充血,口鼻充满泡沫、淤污,烦躁不安、抽搐,呼吸急促,双肺闻及干湿啰音。

【鉴别诊断】

1. 心绞痛　心绞痛的疼痛性质多为压榨性或窒息性,常因劳累、受寒、激动等因素所诱发。发作时间较短,一般不超过 15 分钟。发作时服用硝酸甘油可明显好转。
2. 气胸　典型症状为突发性胸痛,继之有胸闷和呼吸困难,并可有刺激性咳嗽。这种胸痛多为针刺样或刀割样,持续时间很短暂。刺激性干咳因气体刺激胸膜所致。大多数起病急骤,如胸量大,或伴肺部原有病变者,则气促明显。部分患者在气胸发生前有剧烈咳嗽、用力屏气、排便或提重物等的诱因,但不少患者在正常活动或安静休息时发病。年轻健康人的中等量气胸很少有不适,有时患者仅在体格检查或常规胸部透视时才被发现;而有肺气肿的老年人,即使肺压缩不到 10%,亦可产生明显的呼吸困难。

【检查】

心电监护,血氧饱和度,血气分析,胸片。

【治疗方案】

1. 清除呼吸道泥污。

2. 吸氧:高浓度氧或高压氧,有条件可行机械通气。

3. 碱化血液。

4. 保暖复温(体温过低患者)。

5. 脑复苏:维持 $PaCO_2$ 在 25～30 mmHg,同时静脉输注甘露醇降低颅内压、缓解脑水肿。

6. 处理并发症:电解质和酸碱平衡、惊厥、心律失常、低血压、肺水肿、ARDS、急性消化道出血等的相应治疗。

7. 向家属交代病情危重及诊治措施,并请其签字。

【建议】

转上级医院治疗。

一氧化碳中毒

【病例】

患者女性,30 岁,因为天气寒冷,在家中烤炉火时感头痛、头晕、心悸、四肢无力、嗜睡、昏迷,被其爱人发现送来医院。查体:口唇黏膜呈桃红色,对疼痛刺激有反应,瞳孔对光反射和角膜反射迟钝,腱反射减弱,呼吸、血压和脉搏加快。患者既往史无异常。

【初步诊断】

一氧化碳中毒。

【诊断依据】

1. 病史　患者在家中烤炉火时感头痛、头晕、心悸、四肢无力、嗜睡、昏迷,被其爱人发现送来医院。

2. 症状　患者在家中烤炉火时感头痛、头晕、心悸、四肢无力、嗜睡、昏迷。

3. 体征　口唇黏膜呈桃红色,对疼痛刺激有反应,瞳孔对光反射和角膜反射迟钝,腱反射减弱,呼吸、血压和脉搏加快。

【鉴别诊断】

1. 脑炎　常有感染病史,有脑实质损害表现,脑脊液呈现相应改变,CT 异常。

2. 脑膜炎　发热、头痛,呕吐,脑膜刺激征,脑脊液检查可有压力升高及相应改变,早期颅 CT 检查可正常。

3. 糖尿病酮症酸中毒、高渗性糖尿病昏迷　有糖尿病病史或血、尿糖、血 pH 值异常,尿酮体可阳性等。

4. 其他中毒,全身性疾病引起的昏迷　通过病史、相关的临床表现和辅助检查异常可予于鉴别。

【检查】

血液测 COHb 测定 、脑电图检查。

【治疗方案】

1. 迅速转移到空气新鲜处、卧床休息,保暖,保持呼吸道畅通;
2. 纠正缺氧:吸入纯氧、高压纯氧等;
3. 防治脑水肿:20% 甘露醇、速尿等;
4. 促脑细胞代谢:能量合剂;
5. 防治并发症:褥疮和肺炎;
6. 向家属交代病情危重及诊治措施,并请其签字。

【建议】

转上级医院进一步加强治疗。

有机磷中毒

【病例】

患者女,30 岁,家属诉因家庭矛盾,一小时前在家喝了半瓶农药,继而出现流泪、流涕、流涎、呕吐;半小时前出现胡言乱语,查体:呼出气有蒜味、瞳孔针尖样、大汗淋漓、肌纤颤动和意识障碍。既往史无异常。

【初步诊断】

有机磷中毒。

【诊断依据】

1. 病史　患者女,30 岁,流泪、流涕、流涎、呕吐、谵妄和抽搐半小时。
2. 症状　流泪、流涕、流涎、呕吐、谵妄和抽搐半小时。
3. 体征　呼出气有蒜味、瞳孔针尖样、大汗淋漓、肌纤颤动和意识障碍。

【鉴别诊断】

1. 其他药物中毒　阿片类、安眠药中毒等,虽都有瞳孔缩小和昏迷,但其他临床表现、血与尿药检结果不同,血胆碱酯酶活力正常。
2. 其他类农药中毒　呼出气无蒜臭味,其他临床表现不同,除氨基甲酸酯类外,血胆碱酯酶活力大多正常。
3. 急性脑血管病　有神经系统病理体征,头颅 CT 等检查异常。
4. 全身性疾病致昏迷　如肝昏迷、糖尿病昏迷、尿毒症昏迷等,其相应的临床表现和化验有不同。

【检查】

全血胆碱酯酶活力测定。

【治疗方案】

1. 迅速清除毒物:离开现场、脱去污染衣服、清洗皮肤毛发等。
2. 催吐和反复洗胃。
3. 胆碱酯酶复活剂:氯磷定和碘解磷定等。
4. 抗胆碱药:阿托品。
5. 复方制剂:解磷注射液。
6. 对症治疗:维护心肺功能,保持呼吸通畅。
7. 向家属交代病情危重及诊治措施,并请其签字。

【建议】

转上级医院进一步加强治疗。

糖尿病酮症酸中毒

【病例】

患者,女,62岁,有1型糖尿病5年,一周来出现多尿、烦渴多饮和乏力,头痛、烦躁伴意识模糊1小时。查体发现:T 38.5℃,P 98次/分,BP 100/60 mmHg,皮肤潮红,呼吸深快,呼气烂苹果味。

【初步诊断】

糖尿病酮症酸中毒。

【诊断依据】

1. **病史** 患者,女,62岁,有1型糖尿病史。
2. **症状** 多尿、烦渴、多饮和乏力一周,头痛、烦躁伴意识模糊1小时。
3. **体征** T 38.5℃,P 98次/分,BP 100/60 mmHg,皮肤潮红,呼吸深快,呼气烂苹果味。

【鉴别诊断】

1. **高渗性非酮症糖尿病昏迷** 此类病人亦可有脱水、休克、昏迷等表现,老年人多见,但血糖常超过33.3 mmol/L,血钠超过155 mmol/L,血浆渗透压超过330 mmol/L,血酮体为阴性或弱阳性。
2. **乳酸性酸中毒** 此类病人起病急,有感染、休克、缺氧史,有酸中毒、呼吸深快和脱水表现,虽可有血糖正常或升高,但其血乳酸显著升高(超过5 mmol/L),阴离子间隙超过18 mmol/L。
3. **乙醇性酸中毒** 有酗酒习惯,多在大量饮酒后发病,病人因剧吐致血β-羟丁酸升高,血酮可出现阳性,但在有酸中毒和阴离子增加的同时,其渗透压亦升高。
4. **饥饿性酮症** 因进食不足造成,病人脂肪分解,血酮呈阳性,但尿糖阴性,血糖多不高。

5. 低血糖昏迷　病人曾有进食过少的情况,起病急,呈昏睡、昏迷,但尿糖、尿酮阴性,血糖低,多有过量注射胰岛素或过量服用降血糖药史。

6. 急性胰腺炎　半数以上糖尿病酮症酸中毒患者会出现血、尿淀粉酶非特异性升高,有时其升高幅度较大。

【检查】

监测血糖变化,细致观察神志、瞳孔、血压、呼吸变化、心率和出入水量。

【治疗方案】

1. 补液:通常用生理盐水,血糖降至 13.9 mmol/L 时,改输 5% 葡萄糖液,并按每 2~4 g 葡萄糖加入 1 U 短效胰岛素。

2. 胰岛素治疗:小剂量(速效)胰岛素治疗方案,每小时公斤体重用 0.1 U。

3. 纠正电解质和酸碱平衡失调:严重酸中毒补碱(碳酸氢钠)。及时纠正低钾等。

4. 处理诱发病和防治并发症,包括:休克、严重感染、心力衰竭等。

5. 按时清洁口腔、皮肤,预防褥疮和继发感染。

6. 向家属交代病情及诊治措施,并请其签字。

【建议】

转上级医院治疗。

感染性休克

【病例】

患者男,35 岁,农民,1 周前右拇指外伤伴红肿溃烂。近 3 天来出现发热,伴意识模糊、尿少 1 天。T 38.5℃,P 98 次/分,BP 60/50 mmHg,皮肤潮红,呼吸深快,

【初步诊断】

感染性休克。

【诊断依据】

1. 病史　1 周前右拇指外伤伴红肿溃烂。

2. 症状　发热 3 天,伴意识模糊、尿少 1 天。

3. 体征　T 38.5℃,P 98 次/分,BP 100/60 mmHg,皮肤潮红,呼吸深快。

【鉴别诊断】

1. 低血容量性休克多因大量出血(内出血或外出血),失水(如呕吐、腹泻、肠梗阻等),失血浆(如大面积烧伤等)等使血容量突然减少所致。

2. 心源性休克系心脏搏血功能低下所致,常继发于急性心肌梗死,急性心包堵塞,严重心

律失常,各种心肌炎和心肌病,急性肺源性心脏病等。

3.过敏性休克常因机体对某些药物(如青霉素等)或生物制品发生过敏反应所致。

4.神经源性休克可由外伤,剧痛,脑脊髓损伤,麻醉意外等引起,因神经作用使外周围血管扩张,有效血管量相对减少所致。

【检查】

血液动力学监测(CVP 监测等);血气分析,生化检查,血培养。

【治疗方案】

1.卧床、吸氧,生命体征、尿量监测。

2.扩容:平衡盐液为主,配合适当胶体液、羟乙基淀粉、血浆。

3.选择抗生素控制感染。

4.静滴 5%碳酸氢钠 200 ml 并根据血气分析结果,再作补充。

5.血管活性药物:多巴胺或合并使用去甲肾上腺素、间羟胺、或去甲肾上腺素和酚妥拉明联合应用。

6.其他:糖皮质激素,西地兰、奥美拉唑等。

7.向家属交代病情及诊治措施,并请其签字。

【建议】

转上级医院治疗。

过敏性休克

【病例】

患者,男,65 岁,患支气管炎 5 年,一周前因淋雨病情加重,今日出现发热、咳嗽,咳浓痰入院就诊,给予静脉滴注阿莫西林,输液过程中,患者突发性风团伴头晕、憋气、大汗淋漓 1 分钟。查体,T 38.5℃,P 98 次/分,BP 60/40 mmHg,皮肤潮湿冰冷,呼吸急促。患者无过敏史。

【初步诊断】

过敏性休克。

【诊断依据】

1.病史　诊断"支气管炎",静脉滴注阿莫西林过程中。

2.症状　突发性风团伴头晕、憋气、大汗淋漓 1 分钟。

3.体征　T 38.5℃,P 98 次/分,BP 60/40 mmHg,皮肤潮湿冰冷,呼吸急促。

【鉴别诊断】

1.迷走血管性昏厥(或称迷走血管性虚脱,vasovagal collapse):多发生在注射后,尤其是病人有发热、失水或低血糖倾向时。患者常呈面色苍白、恶心、出冷汗,继而可昏厥,很易被误诊为过敏性休克。但此症无瘙痒或皮疹,昏厥经平卧后立即好转,血压虽低但脉搏缓慢,这些与过敏性休克不同。迷走血管性昏厥可用阿托品类药物治疗。

2. 晕厥:患者可突然出现意识障碍,甚至意识完全丧失,极易与过敏性休克相混淆。但血压正常,并且无过敏的前驱症状,特别是血管扩张及渗出性增加的体征,如各种皮疹,水肿等。

3. 美尼尔综合征:患者突然出现旋转性头晕、恶心、呕吐等,与过敏性休克有某些相似之处,但常伴有耳鸣、眼球水平性震颤,血压正常,无各种皮疹、水肿等过敏的前驱症状。

4. 癔症:有精神刺激史,虽"意识丧失",但血压正常,并无过敏的前驱症状,不难鉴别。

【检查】

急诊生化。

【治疗方案】

1. 立即停止输液。

2. 0.1% 肾上腺素,0.3 ~ 0.5 ml 注射,隔 15 ~ 20 分钟可重复。

3. 保持呼吸道通畅,面罩或鼻导管给氧。

4. 有明显支气管痉挛时喷雾吸入 0.5% 沙丁胺醇液 0.5ml。

5. 必要时气管插管。

6. 糖皮质激素:地塞米松 10 ~ 20 mg 或甲基强的松龙 120 ~ 240 mg 静滴。

7. 补液:生理盐水平衡液。

8. 必要时予去甲肾上腺素、间羟胺等维持血压稳定。

9. 抗过敏:扑尔敏 10 mg 或异丙嗪 25 ~ 50 mg 肌注。

10. 向家属交代病情危重及诊治措施,并请其签字。

【建议】

转上级医院治疗。

中 暑

【病例】

患者,男,50 岁,建筑工人,3 小时前在烈日下工作,1 小时前意识障碍伴抽搐被工友送至医院,T 40℃,P 98 次/分,BP 60/40 mmHg,皮温升高,呼吸急促。既往体检。

【初步诊断】

中暑。

【诊断依据】

1. 病史　平素体健。

2. 症状　高热意识障碍伴抽搐 1 小时。

3. 体征　T 40℃,P 98 次/分,BP 60/40 mmHg,皮温升高,呼吸急促。

【鉴别诊断】

1. 老年性肺炎常与中暑并存　其临床表现是多种多样的,甚至缺乏呼吸系症状,如咳嗽咯痰等,更缺乏典型的肺炎体征,可表现为食欲不振,意识障碍或精神异常,有些表现为心悸、胸闷、心动过速、心律不齐(房性早搏、室性早搏)等。发热,体温多在 39℃ 以下,个别可无发热而仅表现为多汗。周围血象,白细胞正常或升高,分类以中性增多为明显。易合并水、电解质紊乱和酸碱平衡失调、休克、心律失常及呼吸衰竭、心力衰竭。早期呼吸音减弱,可出现少许湿性啰音,多在一侧局部肺底部多见。发生在慢性支气管炎基础上的,两肺可出现多种干、湿性啰音。上述肺部体征可提供肺炎的线索.X 线检查可明确诊断。

2. 脑出血常与中暑并存　本病起病急骤,表现有头痛、呕吐、进行性言语不清和昏迷,鼾声大作,小便失禁,可有抽搐。丘脑出血累及丘脑下部、桥脑出血者表现为高热、昏迷,头颅 C可明确诊断。

3. 血糖升高　老年人糖耐量减低,50 岁以上糖尿病发病率明显升高,可高达 40% 左右,患者缺乏自觉症状,尿糖常为阴性。中暑会使病情加重,使隐性糖尿病者发病,重症中暑的应激状态亦可使血糖升高,但一般不超过 20 mmol/L。

4. 糖尿病酮症酸中毒及非酮症高渗性昏迷　本病的诱发因素中以感染占首位,发热为主要症状之一,感染以肺部感染为多见。中暑亦是诱发因素之一。常以昏迷、失水、休克而就诊。非酮症高渗性昏迷多数见于老年人,半数无糖尿病史。实验室检查能明确诊断。

【检查】

血生化及血气分析;肝、肾、胰和横纹肌功能;凝血功能;尿液分析;头颅 CT 等。

【治疗方案】

1. 降温;
2. 并发症治疗(昏迷、心律失常、心衰、代酸、肾衰、肝衰、DIC 等);
3. 监测:体温、生命体征、凝血功能、肝肾功能及横纹肌溶解情况等;
4. 职业中暑报告;
5. 向家属交代病情危重及诊治措施,并请其签字。

【建议】

转上级医院治疗。

急性左心衰

【病例】

患者男性,60 岁,有高血压心脏病多年,在输液过程中突发呼吸困难,咳粉红色泡沫痰

体:面色灰白、强迫坐位、大汗、烦躁、呼吸急促,每分钟 30～40 次,两肺满布湿性啰音和哮鸣
,心率快,肺动脉瓣第二心音亢进。余无异常。

【初步诊断】

急性左心衰。

【诊断依据】

1. 病史　患者男性,60 岁,有高血压心脏病多年,在输液过程中突发呼吸困难,咳粉红色
沫痰。

2. 症状　突发呼吸困难 2 分钟。

3. 体征　面色灰白、强迫坐位、大汗、烦躁、呼吸急促,每分钟 30～40 次,两肺满布湿性啰
和哮鸣音,心率快,肺动脉瓣第二心音亢进。

【鉴别诊断】

1. 心性哮喘与支气管哮喘的鉴别　前者多见于中年以上,有心脏病史及心脏增大等体征,
在夜间发作,肺部可闻干、湿啰音,对强心剂有效;而后者多见于青少年,无心脏病史及心脏
征,常在春秋季发作,有过敏史,肺内满布哮鸣音,对麻黄素、肾上腺皮质激素和氨茶碱等有
。

2. 右心衰竭与心包积液、缩窄性心包炎等的鉴别　三者均可出现肝脏肿大、腹水,但右心
竭多伴有心脏杂音或肺气肿,心包积液时扩大的心浊音界可随体位而变动,心音遥远,无杂
,有奇脉;缩窄性心包炎心界不大或稍大,无杂音,有奇脉。

3. 临床上还需对左心衰竭、右心衰竭和全心衰竭作鉴别诊断,心力衰竭的临床表现与何侧
室或心房受累有密切关系。左心衰竭的临床特点主要是由于左心房和(或)右心室衰竭引
肺瘀血、肺水肿;而右心衰竭的临床特点是由于右心房和(或)右心室衰竭引起体循环静脉
血和水钠潴留。

【检查】

心电图。

【治疗方案】

1. 患者取坐位,双腿下垂,减少静脉回流。

2. 吸氧立即高流量鼻管给氧,对病情特别严重者应采用面罩呼吸机持续加压。

3. 镇静:吗啡 5～10 mg 静脉缓注,必要时 15 分钟重复一次,共 2～3 次,老年患者可酌情
量或改肌注。

4. 快速利尿:速尿 20～40 mg 静注,2 分钟内推完;4 小时后可重复一次。

5. 血管扩张剂:硝普钠,硝酸甘油,酚妥拉明。

6. 洋地黄类药物:房颤伴快速心室率并已知有心室扩大伴左心室收缩功能不全者最合适
;首剂 0.2～0.4 mg,2 小时后酌情再给 0.2～0.4 mg。急性心梗 24 小时内不宜用。

7. 正性肌力药:1)多巴胺;2)多巴胺丁胺。

8.向家属交代病情危重及诊治措施,并请其签字。

【建议】

转上级医院治疗。

脑血管意外

【病例】

患者,男,65 岁,半小时前于路上行走时忽然跌倒、神志不清,被邻居发现急送至本院,高血压病史。查体:BP 180/110 mmHg,浅昏迷,颈软,双眼凝视右侧,双瞳孔等大等圆,直径3 mm,对光反应灵敏,右鼻唇沟变浅。左侧痛刺激反应减弱,肌张力低,左肱二、三头肌、膝反射(＋＋),左侧巴氏征阳性。

【初步诊断】

脑血管意外。

【诊断依据】

1. 病史:患者,男,65 岁,半小时前于路上行走时忽然跌倒、神志不清,被邻居发现急送本院,有高血压病史。

2. 症状:突发神志不清半小时。

3. 体征:BP 180/110 mmHg,浅昏迷,颈软,双眼凝视右侧,双瞳孔等大等圆,直径约 3 mm，对光反应灵敏,右鼻唇沟变浅。左侧痛刺激反应减弱,肌张力低,左肱二、三头肌、膝腱反射(＋＋),左侧巴氏征阳性。

【鉴别诊断】

脑血管意外发病急,常有确切的起病时间,进展快,而颅内肿瘤起病缓,进展慢,不难鉴别。卒中型颅内肿瘤也可突然发生偏瘫、失语等症状,酷似脑血管意外,但颅内脑肿瘤卒中前常相关的症状体征。脑血管意外常见于年龄较大,有高血压、动脉硬化、高脂血病史者,多无前症状。脑 CT 或 MRI 检查有助鉴别。

【检查】

头颅 CT 和 MRI、血糖。

【治疗方案】

1. 保持病人安静,避免不必要的搬动。

2. 保持呼吸道通畅,勤吸痰,必要时行气道内插管或气管切开术。

3. 严密观察血压、心率,保持血压稳定,急性期控制血压在 150～160 mmHg。

4. 使用脱水剂:20% 甘露醇 250 ml 静脉快速点滴,每日 2～4 次,速尿 20 mg 静脉注射,

2次。

5. 急诊开颅手术。

6. 防治感染。

7. 向家属交代病情危重及诊治措施,并请其签字。

【建议】

转上级医院治疗。

癫痫持续状态

【病例】

患者,男,18 岁,上课过程中突然出现发作性抽搐伴人事不省 1 天。体检生命体征无异,牙关禁闭,四肢痉挛。患者 1 年前因车祸致颅脑损伤。有手术、输血史,余无异常。

【初步诊断】

癫痫持续状态。

【诊断依据】

1. 病史　有脑外伤史。

2. 症状　发作性抽搐伴人事不省 1 天。

3. 体征　生命体征无异常,牙关禁闭,四肢痉挛。

【鉴别诊断】

部分性癫痫状态需与短暂性脑缺血发作(TIA)鉴别,TIA 可出现发作性半身麻木、无力等,伴意识障碍,多见于中老年,常伴高血压病、脑动脉硬化症等脑卒中危险因素;癫痫状态须注与癔症和器质性脑病等鉴别,病史和 EEG 是重要的鉴别依据。

【检查】

血生化(血糖、电解质)检查;脑脊液检查;脑电图、头颅 CT 或 MRI 检查。

【治疗方案】

1. 保持呼吸道通畅,吸氧。

2. 心电监测。

3. 安定 10 mg,静脉缓慢注射,隔 15～20 分钟可重复。

4. 苯妥英钠 0.5～1.0 g,静脉注射,总量 13～18 mg/kg;或丙戊酸钠 5～15 mg/kg,静脉注,可重复 2 次。

5. 静脉注射甘露醇。

6. 向家属交代病情危重及诊治措施,并请其签字。

【建议】

转上级医院治疗。

左侧血气胸

【病例】

患者,男,25 岁,于 2 小时前发生车祸入院,突然出现左侧胸痛气促伴脸色苍白 2 小时。查体 T 正常,P 120 次/分,BP 80/60 mmHg,呼吸急促。左前胸按压皮肤有捻发音。左侧呼吸音减弱。

【初步诊断】

左侧血气胸。

【诊断依据】

1. 病史:有胸部外伤史。
2. 突然出现左侧胸痛气促伴脸色苍白 2 小时。
3. P 120 次/分,BP 80/60 mmHg,呼吸急促。左前胸按压皮肤有捻发音。左侧呼吸音弱。

【鉴别诊断】

1. 肺大疱　起病缓慢,病程较长;而气胸常常起病急,病史短。X 线检查肺大疱为圆形、椭圆形透光区,位于肺野内,其内仍有细小条状纹理;而气胸为条带状影,位于肺野外胸腔内肺周边部位的肺大疱易误诊为气胸,胸片上肺大疱线是凹面朝向侧胸壁;而气胸的凸面常朝侧胸壁,胸部 CT 有助于鉴别诊断。经较长时间观察,肺大疱大小很少发生变化,而气胸形则日渐变化,最后消失。

2. 急性心肌梗死　有类似于气胸的临床表现,如急性胸痛、胸闷、呼吸困难、休克等临床现,但患者常有冠心病、高血压病史,心音性质及节律改变,无气胸体征,心电图或胸部 X 线查有助于鉴别。

3. 肺栓塞　有栓子来源的基础疾病,无气胸体征,胸部 X 线检查有助于鉴别。

4. 慢性阻塞性肺疾病和支气管哮喘　慢性阻塞性肺疾病呼吸困难是长期缓慢加重的,气管哮喘有多年哮喘反复发作史。当慢性阻塞性肺疾病和支气管哮喘患者呼吸困难突然加且有胸痛时,应考虑并发气胸的可能,胸部 X 线检查可助鉴别。

【检查】

胸片及心电图检查、血常规、血气分析、血凝功能检查。

【治疗方案】

1. 严格卧床休息,镇静、镇痛。
2. 吸氧。
3. 监测生命体征。
4. 胸穿及胸腔密闭引流。
5. 预防感染:清创、引流和抗生素的应用。
6. 手术治疗。
7. 向家属交代病情危重及诊治措施,并请其签字。

【建议】

转上级医院治疗。

门脉高压上消化道出血

【病例】

患者,男,45 岁,三周前,自觉上腹部不适,发现大便色黑,1～2 次/天,成形。一天前,进食辣椒及烤馒头后,觉上腹不适,随之排出柏油便约 600 ml,并呕鲜血约 500 ml。"肝硬化"病史 年,余无特殊。查体:患者腹部有按压痛、肝区压痛,肝脏肋下 2 横指,余无异常。T 38.5℃,120 次/分,BP 80/60 mmHg,,呼吸急促。无外伤史、传染病史。

【初步诊断】

门脉高压上消化道出血。

【诊断依据】

1. 病史 男,45 岁,三周前,自觉上腹部不适,发现大便色黑,1～2 次/天,成形。一天前, 食辣椒及烤馒头后,觉上腹不适,随之排出柏油便约 600 ml,并呕鲜血约 500 ml。有"肝硬 "病史。
2. 症状 反复黑便三周,呕血一天。
3. 体征 患者腹部有按压痛、肝区压痛,肝脏肋下 2 横指,余无异常。T 38.5℃,P120 次/ ,BP 80/60 mmHg,,呼吸急促。

【鉴别诊断】

1. 胃十二指肠溃疡出血 有慢性、节律性中上腹痛史,常为胃或食管,常为溃疡病出血,尤 是出血前疼痛加剧,出血后疼痛减轻或缓解;先有呕血与黑粪均出现者出血部位多为胃或食 ,单纯黑粪者出血常位于十二指肠。
2. 胃癌 中老年人首次出血,且有厌食、体重下降者。
3. 应激性溃疡 出血前有应激因素者首先考虑应激性病变出血。

4. 肝癌　有慢性肝病、门脉高压者多考虑食管、胃底静脉破裂出血。

【检查】

急诊生化,MRI,AFP。

【治疗方案】

1. 抗休克、根据血压情况补充血容量。

2. 禁食、卧位休息,保持呼吸道通畅,必要时吸氧。

3. 严密观察出血量、神志、面色、心率、血压、呼吸、红细胞和血红蛋白浓度等变化。

4. 备血。

5. 药物止血:血管加压素 0.2 U/分静滴或生长抑素/奥曲肽:首剂 100 μg 静脉注射,(施它宁,300 μg)以后每小时用 25～50 μg 持续静脉滴注。

6. 气囊压迫止血。

7. 内镜治疗:内镜直视下止血(注射硬化剂或皮圈套扎)。

8. 外科手术治疗。

9. 向家属交代病情危重及诊治措施,并请其签字。

【建议】

转上级医院治疗。

第六章 >>>

预防接种案例

新手儿预防接种一般反应

【病例】

某婴儿,3 月龄,到普洱市思茅区防疫站进行计划免疫接种,医师按照程序为婴儿接种了"百白破"疫苗。第二天孩子家长发现婴儿食欲差、接种部位出现红肿,感觉孩子体温升高。于是到医院就诊。经检查,婴儿体温为 39.0℃,局部有红肿浸润,直径约 3.0 cm,有压痛。无其他异常。立即给予解热镇痛药,该婴儿发热 1 天后体温恢复正常,2 天后红肿消退。

【初步诊断】

预防接种一般反应。

【诊断依据】

1. 发热前 24 小时内接种过"百白破"疫苗。
2. 接种部位有红肿。
3. 婴儿发热等全身症状和红肿浸润局部症状持续时间均短暂。

【治疗方案】

一般无需特殊处理,多饮水、注意保暖。较重的局部炎症,24 小时之后可以用干净毛巾热敷。发热严重的可以给解热镇痛药口服。

【建议】

严格遵守接种注意事项,加强观察,防止并发症发生。

卡介苗接种技术错误导致异常反应

【病例】

云南省某乡某村村医为 7 岁孩子接种卡介苗,孩子接种后 10 天左右,接种部位出现了直径 2.0 cm 大小的硬结节,日渐扩大,几天后结节开始软化,形成了溃疡,一直不能愈合而来就诊。经上级卫生技术人员调查,该疫苗是皮内用卡介苗,需要进行皮内接种,由于该医师没按照操作说明进行接种,致使皮内卡介苗误注入皮下引起局部组织溃烂。

【初步诊断】

卡介苗接种事故。

【诊断依据】

1. 皮内卡介苗误注入皮下。
2. 孩子症状、体征符合接种卡介苗的异常反应。

【治疗方案】

1. 用链霉素注射局部做环状封闭溃烂部位。
2. 用异烟肼液冲洗溃疡后再用利福平粉涂敷。

【建议】

医务人员要严格按照操作说明进行接种、接种剂量不得超过规定量。

注射乙肝疫苗晕厥反应

【病例】

1993 年,某女青年到云南省思茅地区卫生防疫站计划免疫科接种乙肝疫苗,为其接种医师在准备接种时发现该女青年有些紧张。医师询问了情况,进行语言开导后为其进行了接种,但接种后该女青年诉说心慌乏力、稍有恶心未有呕吐、手掌有麻木感。医师发现其面色苍白,让其在诊室休息,5 分钟后恢复正常,自行离开了接种室。

【初步诊断】

晕厥(晕针)反应。

【诊断依据】

1. 年轻体弱女青年,精神紧张。
2. 临床表现:心慌虚弱,突然发生不舒适,持续时间短,恢复完全。

【治疗方案】

1. 休息,保持安静,平卧,保暖。
2. 喝热水或热糖水。
3. 必要时皮下注射肾上腺素。

【建议】

1. 避免思想紧张,消除恐惧感。

2. 避免空腹接种,避免站立姿势接种。

3. 可请家人或者朋友陪同来接种。

婴儿预防接种异常反应

【病例】

某婴儿,出生时,其身体一切正常,当时在右臂部注射了"乙肝疫苗"。之后的 97 天里,该儿虽看过病,但未注射针剂。6 月 3 日婴儿的母亲按规定带婴儿到指定地点某医院儿保科射"百白破"三联针的第一针,注射部位为左臀肌,操作者为该医院儿保科护士。6 月 18 日,儿父母发现婴儿左脚掌下垂,足趾活动迟缓,左脚无力,即向有关部门反映该情况,并带婴儿昆明市多家医院诊治。同年 7 月,省、市、区防疫站有关人员对婴儿左腿及病历进行了查看、析,认为属预防接种异常反应。

【初步诊断】

预防接种异常反应。

【诊断依据】

1. 某年 6 月 3 日,其按计划免疫要求,带婴儿到某医院儿保科注射"百白破"三联针第一,医护人员为婴儿进行了注射。

2. 左臀肌注射防疫针两周后,发现孩子左脚掌下垂,足趾活动迟缓,扶立时左腿明显无力;上海医科大学附属儿科医院手术探查,确诊婴儿为注射性左坐骨神经损伤。

3. 婴儿左坐骨神经注射性损伤与注射之间有直接因果关系。

【处理方案】

1. 进行伤残鉴定。

2. 医护人员在履行职务中的过失,按照法律责任进行认定赔偿。

【建议】

婴儿合适时候再次手术治疗。建议转上级医院治疗。

狂犬疫苗未能按疗程注射事故

【案例】

2006 年 10 月 23 日,两周岁的女孩,在自家院子里被狗咬伤腿部,父母将孩子送到最近的医院急诊室就诊。医院的工作人员看了看孩子的伤情,医嘱给予狂犬疫苗注射,共五针完成个免疫疗程。当日医院的值班护士给女孩注射疫苗一次。随后,护士告诉了孩子父母后面针的注射时间。嘱咐家长千万按时前来注射。但该医院的护士算错了时间,接种的第二针晚了一天,第三针晚了一周,第四针晚了半个月,第五针注射完毕时距离孩子被狗咬伤已经□个半月。孩子的父母得知医院为孩子安排的注射时间违反狂犬疫苗注射的常规规定后,认□疫苗不能产生应有的预防效果,遂找医院要求采取补救措施。

【初步诊断】

预防接种事故。

【诊断依据】

1. 没有按时为孩子进行狂犬疫苗的全程接种。在患者"暴露"后,应按接种程序、在规□时间内即0(当天)、3、7、14、28天共接种五针(1人份)狂犬疫苗,如果只接种了一两针,甚至□种了四针,也不是"全程接种"。

2. 在发现错误后没有采取积极有效的补救措施。

【处理方案】

卫生机构和人员未严格按照狂犬病疫苗的接种程序给孩子进行接种,违反了相关的诊□规范,并因此给孩子家庭遭受了精神痛苦和不安,按照有关法律规定给予精神补偿。

【建议】

建议到上级医疗卫生机构检测抗体。

【注意事项】

检测抗体必须在首次注射疫苗后6个月内进行。

第七章 >>>

传染性常见病

细菌性痢疾

【病例】

患儿,男,2 岁,体重 13 kg,因发热、呕吐、腹泻 3 天加重 1 天来就诊。3 天前因进食不洁饮食后出现腹痛、发热,体温未测,无抽搐。继而出现腹泻,每日 10 余次,每次量少,为黏液脓血便,伴里急后重;呕吐 3～4 次/天,量少,为胃内容物及咖啡样物,精神差、气促。体查:T 40℃,R 40 次/分,P 180 次/分,神萎,面色灰暗,皮肤弹性差,眼窝明显凹陷,尿量明显减少,呼吸急促,双肺未闻及啰音,腹胀,肝脾未扪及,腹轻压痛,神经系统检查阴性。大便常规:镜检有大量脓细胞、红细胞和巨噬细胞。

【初步诊断】

细菌性痢疾。

【诊断依据】

1. 病史　患儿,男,2 岁,体重 13 kg,因发热、呕吐、腹泻 3 天加重 1 天来就诊。
2. 症状　进食不洁饮食后出现腹痛、发热,继而出现腹泻,每日十余次,量少,为黏液脓血便,伴里急后重;呕吐 3～4 次/天,为胃内容物及咖啡样物,精神差、气促。
3. 体征　T 40℃,R 40 次/分,P 180 次/分,精神萎靡,面色灰暗,皮肤弹性差,眼窝明显凹陷,尿量明显减少,呼吸急促,双肺未闻及啰音,腹胀,肝脾未扪及,腹轻压痛,神经系统检查阴性。
4. 检查结果　大便常规:镜检有大量脓细胞、红细胞和巨噬细胞。

【鉴别诊断】

急性胃肠炎:表现为每天大便在 10 次以下,少量黏液或白色皂块,粪质不多,有时大便呈"蛋花汤样"。一般情况良好。据临床表现和大便常规检查可排除此病。

【检查】

复查大便常规、血常规。

【治疗方案】

1. 控制感染:可选用阿米卡星、头孢噻肟或头孢曲松等。
2. 补液,纠正水电解质紊乱。
3. 对症治疗。

【建议】

培养良好的个人卫生习惯,饭前便后洗手,不饮用生水。

流行性感冒

【病例】

患者,男,18 岁,学生,发热、头痛、全身酸痛 2 天,于 1 月 20 日就诊。患者 2 天前突然出现畏寒、发热、头痛、全身肌肉酸痛、乏力,时有打喷嚏、流涕,体温未测,自服"感冒清"2 次,症状无缓解而来就诊。起病后无咳嗽、咳痰,无尿频、尿急、尿痛症状。患者平素身体健康,预防接种史不详,发病前一直在当地上学,同学中有类似病症。查体:T 39℃,P 102 次/分,R 20 次/分,BP 120/80 mmHg。急性热病容,皮肤黏膜无皮疹和出血点,浅表淋巴结未触及肿大,巩膜无黄染,眼结膜充血,咽部充血,扁桃腺无肿大。双肺呼吸音清晰,未闻及干湿啰音,腹平软,无压痛,肝、脾肋下未触及。

【初步诊断】

流行性感冒。

【诊断依据】

1. 冬春季节发病,有接触史(同学中有类似病症)。
2. 症状:起病急,高热、头痛、全身酸痛、乏力,时有打喷嚏、流涕症状。
3. 体征:体温高,可见结膜充血,咽部充血,心肺无异常。

【鉴别诊断】

1. 应与其他病原体所致呼吸道感染鉴别,包括支原体、衣原体,其他病毒:腺病毒、肠病毒、呼吸道合孢病毒等,可通过病原学检查鉴别。
2. 单纯型钩端螺旋体病:该病多发于夏秋季,患者多有疫水接触史。体检可有腓肠肌压痛,腹股沟淋巴结肿大、压痛等表现;可通过显凝试验和血培养以协助鉴别。

【检查】

1. 血常规检查　白细胞总数减少,中性粒细胞显著减少,淋巴细胞相对增多,合并细菌感染时,白细胞和中性粒细胞增多。
2. 病毒分离　将起病 3 日内患者的含漱液或上呼吸道分泌物接种于鸡胚或组织培养进

病毒分离。

3. 血清学检查 分别测定急性期及两周后血清中的抗体,进行补体结合试验或血凝抑制试验,如有抗体滴度 4 倍以上增长,有助于回顾性诊断。

【治疗方案】

1. 一般治疗 及早行呼吸道隔离,隔离时间为 1 周或至主要症状消失。卧床休息,多饮水,注意营养。密切观察和监测并发症,患者高热可给予解热镇痛药。

2. 抗流感病毒药物治疗

(1)离子通道阻滞剂:代表药为金刚烷胺(可阻断病毒吸附于宿主细胞,抑制病毒复制)。

(2)神经氨酸酶抑制剂:奥司他韦(能抑制甲、乙型流感病毒的神经氨酸酶,从而抑制病毒的释放,减少病毒传播)。

【疫情报告】

流行性感冒为丙类传染病,按规定及时填报传染病报告卡并及时上报。

【预防】

1. 控制传染源:早期发现疫情,及时掌握疫情动态,及早对流感患者进行呼吸道隔离和早期治疗。隔离时间为 1 周或至主要症状消失。

2. 切断传播途径:流感流行期间,避免集会等集体活动,易感者尽量少去公共场所。注意通风,必要时要对公共场所进行消毒。医务人员在工作期间戴口罩,勤洗手,防止交叉感染,流感患者的用具及分泌物用消毒剂消毒。

3. 保护易感人群:疫苗接种是预防流感的基本措施。

4. 药物预防可使用金刚烷胺,每次 100 mg 口服,每天 2 次,连服 10~14 天,仅对甲型流感有一定预防作用。奥司他韦可用于甲型、乙型流感的预防,成人预防用药推荐剂量为 75 mg,每天 1 次,连用 7 天。

【建议】

若诊断不明确或病情加重无条件诊治,应及时转诊。

流行性腮腺炎

【病例】

患儿,男,5 岁,发热伴右耳垂下肿胀 1 天,伴张口及吞咽疼痛。体查:T 38.2℃,右耳垂下以耳垂为中心向前、下、后肿大,边缘不清,表面不红,有触痛,于上颌第二白齿旁的颊黏膜上可见红肿的腮腺导管口,按压无脓液溢出,心肺正常,腹平软。

【初步诊断】

流行性腮腺炎。

【诊断依据】

1.病史 患儿,男,5 岁,发热伴右耳垂下肿胀 1 天,伴张口及吞咽疼痛。

2.体征 T 38.2℃,右耳垂下以耳垂为中心向前、下、后肿大,边缘不清,表面不红,有触痛,于上颌第二白齿旁的颊黏膜上可见红肿的腮腺导管口,按压无脓液溢出。

【鉴别诊断】

急性化脓性腮腺炎:全身中毒症状重,腮腺导管口可见脓性分泌物溢出。白细胞总数和中性粒细胞明显增高。

【检查】

血常规,血、尿淀粉酶。

【治疗方案】

1.一般治疗 患儿进行呼吸道隔离,卧床休息至腮腺肿大消退,给予半流质或流质饮食,避免食用刺激性及干硬食物。

2.对症治疗 局部冷敷。

3.注意口腔卫生,常用温盐水漱口。

4.中药治疗 可服用板蓝根冲剂。

【建议】

如病程中出现剧烈头痛、呕吐;睾丸肿痛;中上腹部疼痛,提示可能发生并发症,应及时转上级医院。

甲型肝炎

【病例】

患者,女,16 岁,学生,因乏力、食欲减退、厌油 7 天,尿黄、眼黄 2 天于 11 月 10 日就诊。患者 7 天前无明显诱因出现全身乏力,食欲减退、恶心、呕吐、厌油、腹胀、右上腹隐痛,时有发热,体温在 37 ~ 38℃。曾按"急性胃肠炎"治疗,症状无明显缓解,近 2 天尿似浓茶水、眼黄而来就诊。平时身体健康,无肝炎史,无用药、输血及手术史,家庭成员无肝炎病史。最近学校中有同学患"肝炎",详细情况不明。3 年前注射过乙型肝炎疫苗,病前住校读书,平时有在校外快餐店就餐情况。查体:T 37℃,P 65 次/分,R 18 次/分。发育正常,营养中等,一般情况可,皮肤、巩膜黄染,未见出血点,淋巴结未触及肿大,心肺检查无异常,腹平软,肝剑突下 3.5 cm、肋下 2 cm 处可触及,边缘锐利,质地软,有压痛,肝区有叩击痛,脾脏未触及,腹水征(-)。实验室检查:血常规 WBC 5.2 ×10⁹/L,N 0.56,L 0.44,Hb 130 g/L;肝功能 ALT 560 U/L,AST 128 U/L,T – Bil 87 μmol/L,血清总蛋白 70 g/L,白蛋白 44 g/L,球蛋白 26 g/L。尿液检查:尿胆红素阳性、尿胆原阳性。

【初步诊断】

急性黄疸型肝炎(甲型肝炎?)。

【诊断依据】

1.流行病学资料 有接触史(最近学校中有同学患"肝炎"),有不洁饮食(平时在校外快店就餐),3年前注射过乙型肝炎疫苗。

2.症状 有全身乏力,食欲缺乏、恶心、呕吐、厌油、腹胀右上腹隐痛,时有发热。

3.体征 皮肤、巩膜黄染,肝脏肿大,质地软,有压痛,肝区有叩击痛。

4.实验室检查 肝功能转氨酶显著增高、总胆红素增高;血常规正常;尿胆红素阳性、尿胆阳性。

【鉴别诊断】

1.黄疸前期 应与上呼吸道感染、传染性单核细胞增多症、风湿热及胃肠炎等相鉴别。

2.黄疸期 应与其他可引起黄疸的疾病相鉴别,如药物性肝炎、钩端螺旋体病、传染性单细胞增多症、胆囊炎、胆石症等。

【检查】

1.病原学诊断

(1)甲型肝炎检测:①急性期血清抗体－HAV IgM阳性;②急性期及恢复期双份血清抗－AV总抗体滴度呈4倍以上升高;③急性早期的粪便免疫电镜查到HAV颗粒;④急性早期粪中查到HAV Ag;⑤血清或粪便中检出HAV RNA。

具有以上任何一项阳性即可确诊为HAV近期感染。

(2)乙型肝炎血清标志物检测。

(3)丙型肝炎检测。

(4)丁型肝炎检测。

(5)戊型肝炎检测。

2.影像学检查 腹部B型超声检查。

【治疗方案】

病毒性肝炎的治疗应根据不同病原、不同临床类型区别对待。各型肝炎的治疗原则均以够休息、合理饮食,辅以适当药物,避免饮酒、过劳和损害肝脏药物。

急性肝炎一般为自限性,多可完全康复。以一般治疗及对症支持治疗为主,急性期应进行离,急性甲型及戊型肝炎自发病日算起隔离3周,症状明显及有黄疸者应卧床休息,给予容消化、维生素含量丰富的清淡饮食,热量不足者应静脉补充葡萄糖,可口服维生素C、维生素族药物,一般不采用抗病毒治疗。

【疫情报告】

病毒性肝炎为乙类传染病,按规定及时填报传染病报告卡并及时上报。

【预防】

1. 控制传染源　急性甲型及戊型肝炎自发病日算起隔离3周。对急性甲型及戊型肝炎患者的儿童接触者应进行医学观察45天。

2. 切断传播途径　普及甲型肝炎防治知识,加强饮食卫生管理、水源保护、环境卫生管理以及粪便无害化处理,提高个人卫生水平。

3. 保护易感人群　在国内使用的甲肝疫苗有甲肝纯化灭活疫苗和减毒活疫苗两种类型。减毒活疫苗水针剂具有价格低廉的特点,保护期限可达5年以上,但疫苗稳定性弱。灭活疫苗抗体滴度高,保护期可持续20年以上,由于病毒被充分灭活,不存在毒力恢复的危险,安全有保障。

4. 接种对象为抗-HAV IgG阴性者　在接种程序上,减毒活疫苗接种一针,灭活疫苗接种两针(0,6个月)。于上臂三角肌处皮下注射,一次1.0 ml。对近期有与甲肝患者密切接触的易感者,可用人丙种球蛋白进行被动免疫预防注射,时间越早越好,免疫期2~3个月。

【建议】

若诊断不明确或病情加重无条件诊治,应及时转诊。

乙型肝炎

【病例】

患者,男,38岁,因乏力、食欲减退1年余,加重1周就诊。患者10年前检查发现HBsAg阳性,近1年来感乏力,食欲减退,偶有恶心、呕吐,呕吐物为胃内容物,无呕血及黑便,曾间断服用过一般保肝药,未用干扰素等抗病毒治疗。1年前肝功能检查发现血清转氨酶升高。近1周来出现症状加重并有腹胀、肝区不适来就诊。既往无手术及输血史,无药物过敏史,平素少量饮酒。查体:T 36.6℃,P 72次/分,R 18次/分,BP 110/70 mmHg。一般情况可,无明显肝病面容,皮肤、巩膜无黄染,前胸部有3个蜘蛛痣,淋巴结未触及肿大,心肺检查无异常,腹软,肝脏未触及,脾左肋下1 cm处可触及,质地稍硬,腹水征(-),肝掌可疑,双下肢无水肿。实验室检查:血常规WBC 5.2×10⁹/L,N 0.60,L 0.40,Hb 120 g/L;肝功能ALT 320 U/L,AST 156 U/L,白蛋白32 g/L,球蛋白40 g/L,总胆红素23 μmol/L,HBsAg(+),HBeAg(+),抗-HBc(+),抗-HBs(-),抗-HBe(-),抗-HAV IgM(-)。

【初步诊断】

慢性乙型肝炎

【诊断依据】

1. 发现HBsAg阳性10年,出现乏力,食欲减退1年余,症状加重1周并有腹胀、肝区不适。

2. 体征:前胸部有蜘蛛痣,脾脏轻度肿大,肝掌可疑。

3. 实验室检查

（1）乙肝血清标志物：有三项阳性，即 HBsAg（＋），HBeAg（＋），抗－HBc（＋）；抗－HAV gM（－）。

（2）肝功能：血清转氨酶升高，白蛋白降低，白球蛋白比例倒置。

【鉴别诊断】

1. 有否其他嗜肝病毒感染。

2. 药物性肝炎：无服用损肝药史，可除外。

3. 其他原因引起的肝损伤，如酒精性肝病、非酒精性脂肪肝。

【检查】

1. HBV DNA，以证实有无 HBV 复制及程度。

2. 应检测 HCV、HDV、HEV 抗原抗体，以除外合并其他肝炎病毒感染。

3. 进行 B 型超声检查及 AFP，以除外肝硬化及肝癌。

【治疗方案】

1. 一般治疗

（1）适当休息：症状明显或病情较重者应强调卧床休息，卧床可增加肝脏血流量，有助于复。病情轻者以活动后不觉疲乏为度。

（2）合理饮食：适当的高蛋白、高热量、高维生素的易消化食物有利肝脏修复，不必过分强高营养，以防发生脂肪肝，避免饮酒。

（3）心理辅导：使患者有正确的疾病观，对肝炎治疗应有耐心和信心。

2. 药物治疗

（1）改善和恢复肝功能：①非特异性护肝药：维生素类、葡醛内酯等；②降酶药：五味子类，草提取物（甘草酸、甘草苷等）；③退黄药：丹参，茵枝黄等。

（2）免疫调节剂：如胸腺肽、转移因子、特异性免疫核糖核酸等。某些中药提取物如猪苓糖等。

（3）抗肝纤维化：丹参、冬虫夏草等。

（4）抗病毒治疗：符合抗病毒治疗者尽可能进行规范的抗病毒治疗。可选用干扰素、核苷类似物治疗。

【疫情报告】

病毒性肝炎为乙类传染病，按规定及时填报传染病报告卡并及时上报。

【预防】

1. 控制传染源　乙型及丙型肝炎隔离至病情稳定后可以出院。对献血员进行严格筛选，合格者不得献血。

2. 切断传播途径　加强托幼保育单位及其他服务行业的监督管理，严格执行餐具、食具消制度。理发、美容、洗浴等用具应按规定进行消毒处理。提倡使用一次性注射用具，各种医疗器械及用具实行一用一消毒措施。对带血及体液污染物应严格消毒处理。加强血制品理。

3. 保护易感人群　接种乙型肝炎疫苗是我国预防和控制乙型肝炎流行的最关键措施。感者均可接种,新生儿应进行普种,与 HBV 感染者密切接触患者、医务工作者、同性恋者、药者等高危人群及从事托幼保育、食品加工、饮食服务等职业人群亦是主要的接种对象。现普采用 0、1、6 个月的接种程序,每次注射 10 ~ 20 μg(基因工程疫苗),高危人群可适量加大量,抗 HBs 阳转率可达 90% 以上。接种后随着时间的推移,部分人抗 HBs 水平会逐渐下降,果少于 10 mU/ml,宜加强注射一次。HBV 慢性感染母亲的新生儿出生后立即注射乙型肝免疫球蛋白(HBIG)100 ~ 200 U,3 天后接种乙肝疫苗 10 μg,出生后 1 个月重复注射一6 个月时再注射乙肝疫苗,保护率 95% 以上。

【建议】

若诊治不明确或病情加重无条件诊治,应及时转诊。

流行性乙型脑炎

【病例】

患儿,女,6 岁,发热、头痛、嗜睡 3 天,于 7 月 23 日就诊。患儿 6 天前突然出现发热,体在 39 ~ 40℃,并有头痛、恶心、呕吐、嗜睡,呕吐物为胃内容物。患儿起病后无腹痛、腹泻,无嗽、咳痰。平素身体健康,近 3 年来未接种过疫苗,家住农村。近 1 个月来同村有 1 名儿童同样病症住院。体查:T 39℃,P 98 次/分,R 24 次/分,BP 110/80 mmHg,意识清楚,嗜睡状双侧瞳孔等大等圆,对光反应好,颈部有抵抗,皮肤黏膜未见瘀点、瘀斑,全身浅表淋巴结未及肿大,心肺无异常,腹平软,肝脾未触及。布氏征(+),病理征(-);实验室检查:血常WBC 15 × 10⁹/L,N 82%,L 15%,E 3%;尿常规正常,粪便常规正常。

【初步诊断】

流行性乙型脑炎(普通型)。

【诊断依据】

1. 流行病学资料　6 岁儿童,7 月发病,近 3 年来未接种过疫苗,家住农村,近 1 个月来村有 10 余名儿童患同样病症住院。

2. 临床特征　起病急,高热、头痛、呕吐。查体有嗜睡、颈部抵抗、脑膜刺激征(+)。

3. 实验室检查　血常规检查白细胞增高,中性粒细胞增多;粪便常规正常。

【鉴别诊断】

1. 中毒性菌痢　常于发病 24 小时内出现高热、抽搐、昏迷和感染性休克,一般无脑膜束征,脑脊液多正常。

2. 化脓性脑膜炎　多以脑膜炎表现为主,脑脊液呈细菌性脑膜炎改变,涂片和培养可扶菌。

3. 结核性脑膜炎　脑脊液蛋白明显增高,氯化物明显下降,糖降低,其薄涂片或培养可检结核杆菌。

【检查】

1. 脑脊液检查　外观无色透明或微混浊,压力增高,白细胞多在$(50\sim500)\times10^6/L$。早以中性粒细胞为主,随后则淋巴细胞增多。蛋白轻度增高,糖正常或偏高,氯化物正常。

2. 血清学检查　特异性 IgM 抗体测定可助确诊。

3. 病原学检查　病毒分离、病毒抗原或核酸的检测。

【治疗方案】

1. 一般治疗　患者应隔离于有防蚊和降温设施的病房,室温控制在 30℃。注意口腔和皮清洁。

2. 对症治疗　高热、抽搐及呼吸衰竭是危及患者生命的三大主要症状。因而及时控制高、抽搐及呼吸衰竭是抢救乙脑患者的关键。

(1)高热:以物理降温为主,药物降温为辅。

(2)抽搐:应去除病因及镇静解痉(因高热所致者,以降温为主;因脑水肿所致者,加强脱治疗,可用甘露醇;因脑实质病变者,可用镇静剂,如地西泮。)

(3)呼吸衰竭:应根据病因进行相应的治疗。①氧疗;②因脑水肿者应加强脱水治疗;因呼吸道分泌物阻塞者应定时吸痰、翻身拍背,必要时化痰药物及糖皮质激素雾化吸入,可当加入抗生素;④中枢性呼吸衰竭时可用呼吸兴奋剂,首选洛贝林;⑤改善微循环,使用血管张剂可改善脑微循环、减轻脑水肿、解除脑血管痉挛和兴奋呼吸中枢,可用东莨菪碱。

3. 抗病毒治疗　目前尚无特效的抗病毒治疗药物,早期可使用利巴韦林、干扰素等。

【疫情报告】

流行性乙型脑炎为乙类传染病,按规定及时填报传染病报告卡并及时上报。

【预防】

乙脑的预防应采取以防蚊、灭蚊及预防接种为主的综合措施。

1. 控制传染源　及时隔离和治疗患者,患者隔离至体温正常。但主要传染源是家畜,应搞同养场所的环境卫生,人畜居住地分开。

2. 切断传播途径　防蚊及灭蚊是预防乙脑病毒传播的重要措施。应消灭蚊虫孳生地,重故好牲畜棚(特别是猪圈)等场所的灭蚊工作,减少人群感染机会,使用蚊帐、蚊香,涂擦驱剂等措施防止被蚊虫叮咬。

3. 保护易感人群　预防接种是保护易感人群的根本措施。

【建议】

若诊断不明确或病情加重无条件诊治,应及时转诊。

流行性出血热

【病例】

患者,男,48 岁,发热、头痛、腰痛、全身乏力 6 天,尿少 2 天,于 12 月 22 日就诊。患者 6 前突然出现畏寒、发热、头痛、腰痛、全身乏力,体温在 39～40℃,并有食欲下降、恶心症状,近天来发热症状缓解,但乏力症状加重并出现尿少而来就诊。病程无咳嗽、咳痰,当地有类似热病流行。查体:T 37.6℃,P 110 次/分,R 26 次/分,BP 80/60 mmHg,重病容,意识尚清,颜及颈部皮肤充血,呈"酒醉貌",全身皮肤散在出血点,两腋下抓痕样出血,球结膜水肿、充注射部位及双臀部可见大片瘀斑,心率 110 次/分,律齐,未闻及杂音,双肺检查未发现异常腹平软,有轻度压痛,无反跳痛,双肾区叩击痛阳性,神经系统(-)。实验室检查:实验室查:血常规检查,WBC 16×10^9/L,N 56%,L 44%,PLT 89×10^9/L,尿蛋白(+++)。

【初步诊断】

流行性出血热(低血压休克期)。

【诊断依据】

1. 流行病学资料　当地有类似发热病流行。

2. 临床特征　起病急,有发热、头痛、腰痛的症状,出现低血压、少尿现象。查体颜面及部皮肤充血,呈"醉酒貌",全身皮肤散在出血点,两腋下抓痕样出血,球结膜水肿、充血,注部位及双臀部可见大片瘀斑,血压 80/60 mmHg,双肾区叩击痛阳性。

3. 实验室检查　血常规 WBC 16×10^9/L,N 56%,L 44%,PLT 89×10^9/L,尿蛋(+++)(蛋白尿,肾损害的早期表现)。

【鉴别诊断】

1. 发热期应与上呼吸道感染、流感等鉴别。

2. 低血压休克期应与休克型肺炎、败血症休克鉴别。

3. 出血明显者应与血小板减少性紫癜、伤寒肠出血等鉴别。

4. 少尿期应与肾小球性肾炎、肾病综合征等鉴别。

【检查】

1. 血液生化检查　BUN 及肌酐在低血压休克期、少数患者在发热后期开始升高,移行末达高峰,多尿后期开始下降。

2. 凝血功能检查　发热期开始血小板减少。

3. 免疫学检查　用间接免疫荧光法检测患者双份血清,恢复期血清 IgG 荧光抗体效价高 4 倍以上者可确诊。

【治疗方案】

1. 补充血容量:宜早期、快速和适量,争取 4 小时内血压稳定。液体应晶体和胶体相结以平衡盐为主,切忌单纯输入葡萄糖液。

2. 纠正酸中毒:主要用5%碳酸氢钠溶液。

3. 血管活性药和肾上腺糖皮质激素的应用。

【疫情报告】

流行性出血热为乙类传染病,按规定及时填报传染病报告卡并及时上报。

【预防】

1. 疫情监测　应做好鼠密度、鼠带病毒率、易感人群监测工作。
2. 防鼠灭鼠　应用药物、机械等方法灭鼠。
3. 做好食品卫生和个人卫生　防止鼠类排泄物污染食品,不用手接触鼠类及其排泄物,动物实验时要防止被实验鼠咬伤。
4. 疫苗注射　我国研制的沙鼠肾细胞灭活疫苗(Ⅰ型),地鼠肾细胞灭活疫苗(Ⅱ型)和乳鼠脑纯化汉滩病毒灭活疫苗(Ⅰ型),已在流行区使用。

【建议】

若无条件诊治,病情允许时应及时转诊。

狂犬病

【病例】

患儿,男,10岁,被犬咬伤15分钟就诊。为预防狂犬病应如何进行处理?

【预防】

预防狂犬病有效的方法:及时正确处理伤口、联合应用狂犬病疫苗与抗狂犬病免疫血清。

1. 伤口处理

(1)应尽快用20%肥皂水或0.1%新洁尔灭(季胺类消毒液)反复冲洗至少半小时(季胺类与肥皂水不可合用),若无20%肥皂水或0.1%新洁尔灭者,可用大量清水冲洗,力求去除狗涎,挤出污血。

(2)彻底冲洗后用70%乙醇擦洗或2%碘酒涂擦伤口,伤口一般不予缝合或包扎,以便排液引流。

(3)如有狂犬病免疫球蛋白或免疫血清,则应在伤口底部和周围行局部浸润注射。

(4)酌情使用破伤风抗毒素及抗生素,预防破伤风及细菌感染。

2. 预防接种

(1)疫苗接种:我国为狂犬病流行地区,凡被犬咬伤者,或被其他可疑动物咬伤、抓伤者,医务人员的皮肤破损处被狂犬病患者唾液玷污时均需行暴露后预防接种。我国批准的有地鼠肾细胞疫苗、鸡胚细胞疫苗和Vero细胞疫苗,暴露后预防:接种5次,每次2 ml,肌内注射,0、3、7、14和28天完成,如严重咬伤,可全程注射10针,于当天至第6天每天一针,随后于

10、14、30、90 天各注射一针。

（2）免疫球蛋白注射:常用的制品有人抗狂犬病病毒免疫球蛋白和抗狂犬病马血清两种以人抗狂犬病免疫球蛋白为佳。抗狂犬病马血清使用前应做皮肤过敏试验。被咬伤后尽可在 48 小时内注射。

【疫情报告】

狂犬病为乙类传染病,发现狂犬病要按规定及时填报传染病报告卡并及时上报。

艾滋病

【病例】

唐先生,45 岁,建筑工人。因"食欲减退、盗汗、消瘦、咳嗽与咳痰半年,乏力、低热及腹2 个月"就诊。8 年前曾在非洲援外工作 2 年。查体:T 37.6℃,P 80 次/分,BP 110/70 mmH意识清楚,舌苔两侧缘有白斑,颌下、颈部及腋下淋巴结肿大,质软、无压痛、无粘连、无活动左肺可闻及湿性啰音,心率 80 次/分,律齐,心脏无杂音。两前臂有瘀斑,腹部皮肤可见大小一的疱疹。血常规:白细胞 $3.6 \times 10^9/L$,中性粒细胞 70%,淋巴细胞 30%,CD_4^+ T 淋巴细胞低。血清学检查:抗 HIV – 1(+)。痰培养及镜检发现卡氏肺孢子虫。诊断为获得性免疫陷综合征(艾滋病)。

【健康指导】

对艾滋病患者及其家属的指导。

1. 讲解艾滋病的传播途径:血液、性接触、母婴传染三种。解释艾滋病的治疗方法、药物使用方法、剂量、不良反应及长期治疗的重要性。

2. 向患者及家属说明机会性感染的表现和预防措施。

3. 实施适当的家庭隔离,患者的日常生活用品不会传染艾滋病,但不要与他人共用注器、剃须刀、指甲刀、牙刷等。

4. 指导患者加强营养,阐明营养对疾病和康复的有益之处。

5. 嘱患者要勇敢地面对疾病,鼓起生活勇气,积极配合治疗。

【疫情报告】

艾滋病为乙类传染病,按规定及时填报传染病报告卡并及时上报。

【预防】

1. 管理传染源 本病是乙类传染病,但按甲类传染病管理。高危人群普查 HIV 感染有于发现传染源。

2. 切断传播途径 加强艾滋病防治知识宣传教育。高危人群用安全套。严格筛查血液血制品,用一次性注射器。严格消毒医疗器械。规范治疗性病。对 HIV 感染的孕妇可采用科干预(如实行母婴阻断)。注意个人卫生,不共用牙具、刮面刀等。

3.保护易感人群　疫苗尚在研制中。

【建议】

建议到艾滋病防治机构进一步诊治。

细菌性痢疾

【病例】

患者,男性,36岁,干部,因发热、腹痛、脓血便3天来诊。患者因出差有不洁饮食,于3天前回来后突然发热,体温38.2℃,畏寒,无寒战,同时有下腹部阵发性疼痛和腹泻,大便每天10余次至数十次,为少量脓血便,以脓为主,无特殊恶臭味,伴里急后重,无恶心和呕吐,自服黄连素和退热药无好转。发病以来进食少,睡眠稍差,体重似略下降(具体未测),小便正常。既往体健,无慢性腹痛、腹泻史,无药物过敏史。无疫区接触史。查体:T 38.5℃,P 96次/分,R 20次/分,BP 120/80 mmHg。急性热病容,无皮疹和出血点,浅表淋巴结未触及,巩膜无黄染,咽(-)。心肺(-),腹平软,左下腹有压痛,无肌紧张和反跳痛,未触及肿块,肝脾肋下未触及,移动性浊音(-),肠鸣音8～12次/分。实验室检查:Hb 124 g/L,WBC 16.4×10⁹/L,N 88%,L 12%,PLT 200×10⁹/L;粪便常规:黏液脓性便,WBC 10～20个/HP,RBC 3～5个/HP;尿常规(-)。

【初步诊断】

急性细菌性痢疾。

【诊断依据】

1.不洁饮食后急性起病,发热、下腹痛、脓血便,伴里急后重。
2.体征:急性热病容,发热,左下腹有压痛,肠鸣音活跃。
3.血白细胞总数和中性比例增高,粪便常规可见红细胞及大量白细胞。

【鉴别诊断】

1.急性阿米巴痢疾　暗红色果酱样便,明显腥臭味,重者呈血便,全身症状轻,右下腹有压痛,粪便检查能发现溶组织阿米巴滋养体。
2.其他急性肠道细菌感染　最主要鉴别是从粪便中检出不同的病原体。

【检查】

1.粪便细菌培养及药敏试验　培养出痢疾杆菌可以确诊。
2.特异性核酸检测　采用核酸杂交或聚合酶链反应可直接检查粪便中的痢疾杆菌核酸,有灵敏度高、特异性强、快速简便、对标本要求低等优点。

【治疗方案】

1.一般治疗　消化道隔离至临床症状消失,大便培养连续2次阴性。

2. 抗菌治疗

(1)氟喹诺酮类药物:首选环丙沙星,并应参照细菌药物敏感试验选药。

(2)其他:匹美西林和头孢曲松。

(3)黄连素:因其有减少肠道分泌的作用,故在使用抗生素时可同时使用,每次 0.1~0.3 g。每日 3 次,7 天为 1 个疗程。

3. 对症治疗 只要有水和电解质丢失,无论有无脱水表现,均应口服补液(ORS),补液为丢失量加生理需要量。严重脱水的先静脉补液,然后尽快改为口服补液。高热可物理降为主,必要时适当使用退热药。

【疫情报告】

细菌性痢疾为乙类传染病,按规定及时填报传染病报告卡并及时上报。

【预防】

1. 管理传染源 及时隔离治疗患者至粪便培养阴性。对接触者观察 1 周。从事饮食、源管理及托幼工作人员应定期做粪便培养,发现带菌者应调离工作并给予彻底治疗。

2. 切断传播途径 搞好个人卫生及环境卫生,灭蝇、灭蛆、饭前便后洗手,加强对饮水、品及粪便的管理。

3. 保护易感人群 世界卫生组织报告,目前尚无获准生产的可有效预防志贺菌的疫苗。我国主要采用口服活菌苗,如 F2α 型"依链"株。流行期间,多食大蒜等,也有一定预防效果。

【建议】

若诊断不明确或病情加重无条件诊治,应及时转诊。

伤 寒

【病例】

患者,男性,42 岁,农民,于 1996 年 9 月 7 日以持续发热 8 天为主诉就诊。8 天前患者无明显诱因感畏寒、发热,当日最高体温 38℃左右,5 天后体温升至 39 ~ 40℃,感乏力,精神差,食欲减退并有腹胀,当地卫生院应用"利巴韦林"、"板蓝根"等治疗(剂量不详)无效而就诊入院。病程中无咳嗽、咳痰、腰痛、及尿频、尿痛。既往无其他病史,预防接种史不详。8 月中旬当地曾发生较大的洪水。查体:T 39.6℃,P 82 次/分,R 22 次/分,BP 110/70 mmHg,表情淡漠,应答切题,皮肤、巩膜未见黄疸,未见皮疹及蜘蛛痣,浅表淋巴结不大,双肺呼吸音粗,未及干湿啰音,心率 82 次/分,律齐,未闻及病理性杂音,腹软,无压痛及反跳痛,肝肋下 1 cm,脾肋下 2 cm,质中偏软,无触痛,移动性浊音阴性。肠鸣音 1 ~ 2 次/分。余无特殊。实验室检查血常规 WBC 3.5 × 10⁹/L,N 0.55,L 0.45,E 0,尿常规正常。肥达反应:"O"1:160,"H"1:320,肝功能 ALT 120 U/L,AST 58 U/L。

【初步诊断】

伤寒。

【诊断依据】

1. 流行病学资料　夏秋季节发病,发病前当地曾发生较大的洪水。

2. 临床特征　起病缓慢,持续高热,食欲减退;查体:体温高,表情淡漠,有相对缓慢,肝脾轻度肿大。

3. 实验室检查　白细胞计数减少,嗜酸性粒细胞消失,肥达反应阳性,肝功能血清转氨酶轻度增高。

【鉴别诊断】

1. 病毒性上呼吸道感染　患者有高热、头痛、白细胞减少等表现与伤寒相似。但无表情淡漠、玫瑰疹、肝脾大等鉴别。

2. 细菌性痢疾　患者腹痛以左下腹为主,伴里急后重、排脓血便,白细胞升高,大便可培养出痢疾杆菌。

3. 疟疾　患者寒战明显,体温每日波动较大,外周血或骨髓涂片可找到疟原虫。

【检查】

1. 血培养。

2. 骨髓培养。

3. 粪便培养。

【治疗方案】

1. 一般治疗　消化道隔离至临床症状消失后,每隔 5～7 天送粪便进行伤寒杆菌培养,连续 2 次阴性才可解除隔离;发热期卧床休息,给予易消化的流质或无渣半流质饮食。

2. 对症治疗

(1)高热:物理降温。

(2)便秘:用开塞露或生理盐水低压灌肠。

(3)腹泻:选择低糖低脂肪的食物。酌情给予小檗碱(黄连素)0.3 g,口服,每天 3 次。

(4)腹胀:腹部使用松节油涂擦或肛管排气。

3. 病原治疗

(1)第三代喹诺酮类药物:为首选药物,可选用左旋氧氟沙星、氧氟沙星、环丙沙星、培氟沙星、洛氟沙星等。

(2)第三代头孢菌素:为儿童首选药物,可选用头孢噻肟、头孢哌酮、头孢曲松等。

(3)氯霉素。

4. 并发症治疗

(1)肠出血的治疗:①绝对卧床休息;②暂时禁食;③必要时镇静,可给地西泮或苯巴比妥;④补充血容量;⑤可用止血药,维生素 K、安络血等;⑥必要时输血。

(2)肠穿孔的治疗:①局限性穿孔者应禁食,并使用胃管进行减压;②肠穿孔并发腹膜炎者,应及时进行手术。

【疫情报告】

伤寒为丙类传染病,按规定及时填报传染病报告卡并及时上报。

【预防】

1. 控制传染源　隔离期至临床症状完全消失、体温正常后 15 天才能解除隔离,有条件者应做粪便培养连续 2 次阴性,可解除隔离。接触者医学观察 15 天。

2. 切断传播途径　应做好水源管理、饮食管理、粪便管理和消灭苍蝇等卫生工作。避免饮用生水,未煮熟的肉类食品,进食水果前应洗净或削皮。

3. 保护易感人群　对易感人群进行伤寒、副伤寒甲、乙三联菌苗预防接种,皮下注射 3 次,间隔 7～10 天,各 0.5 ml、1.0 ml、1.0 ml;免疫期为 1 年。每年可加强 1 次,1.0 ml,皮下注射。伤寒 Ty21a 活疫苗,第 1、3、5 和 7 天各口服 1 个胶囊。

【建议】

若诊断不明确或病情加重无条件诊治,应及时转诊。

流行性脑脊髓膜炎

【病例】

患者,男,15 岁,学生,因发热伴头痛、呕吐 3 天于 1 月 10 日就诊。患者 3 天前突起畏寒发热,体温 39℃,伴头痛、呕吐,呕吐物为胃内容物和胆汁,无上腹部不适,二便正常。所在学校有类似患者发生。查体:T 39℃,P 110 次/分,R 24 次/分,BP 110/80 mmHg,急性病容,意识清楚,双侧瞳孔等大等圆,对光反应好,颈部有抵抗,胸、背、腹部皮肤黏膜有少量散在瘀点、瘀斑,咽无充血,双侧扁桃腺无肿大,浅表淋巴结未触及肿大,心肺无异常,腹平软,肝脾未触及,布氏征(＋),病理征(－),实验室检查:血常规检查 WBC 15×10^9/L,N 80%,L 20%,PLT 21 $\times 10^9$/L,尿常规正常,粪便常规正常。

【初步诊断】

流行性脑脊髓膜炎(普通型)。

【诊断依据】

1. 流行病学资料　冬春季节发病(1 月 10 日),当地有本病发生(学校有类似患者)。

2. 临床特征　急起高热,头痛,呕吐。查体颈部有抵抗,胸、背、腹部皮肤黏膜有少量散在瘀点、瘀斑,有脑膜刺激征。

3. 实验室检查　WBC 总数及中性粒细胞比例增高。

【鉴别诊断】

1. 其他细菌引起的化脓性脑膜炎。

2.结核性脑膜炎。

3.病毒性脑膜炎。

【检查】

1.脑脊液检查:是确诊的重要方法。

2.血培养或皮肤瘀点涂片。

3.胸片除外肺炎和结核。

【治疗方案】

1.病原治疗　尽早应用细菌敏感及能透过血脑屏障的抗菌药物,首选大剂量青霉素,剂量成人800万U,每8小时一次。儿童20万~40万U/kg,分3次加入5%葡萄糖液中静脉滴注,疗程5~7天。也可应用氯霉素及第三代头孢菌素。

2.对症治疗

(1)甘露醇降颅压。

(2)物理降温或用退热药。

【疫情报告】

流行性脑脊髓膜炎为乙类传染病,按规定及时填报传染病报告卡并及时上报。

【预防】

1.管理传染源　早期发现就地隔离治疗,隔离至症状消失后3天,一般不少于病后7天。密切观察接触者。

2.切断传播途径　搞好环境卫生,保持室内通风。流行期间加强卫生宣教,应避免大型聚会或集体活动,外出戴口罩。

3.保护易感人群　疫苗预防以15岁以下儿童为主要对象。新兵入伍及免疫缺陷者均应注射。

【建议】

若诊断不明确或病情加重无条件诊治,应及时转诊。

霍　乱

【病例】

某学生暑假由沿海某市回校,在途中一码头食冷稀饭一碗,次日突起腹泻,一天20余次,继之呕吐,无明显腹痛,查体:T 36.5℃,中度失水,BP 80/60 mmHg,大便镜检:WBC 0~1/HP,诊霍乱。

【处理】

1.严格隔离:按甲类传染病进行严格隔离,及时上报疫情,确诊患者和疑似病例分别隔离,患者排泄物应彻底消毒。患者症状消失后,隔天粪便培养一次,连续两次阴性方可解除隔离。

2. 迅速补液:补充液体和电解质是治疗霍乱的关键。补液疗法分为口服和静脉补液,轻度脱水患者以口服补液为主,中、重度型脱水患者或呕吐剧烈不能口服者进行静脉补液。

3. 抗菌治疗:应用抗菌治疗的目的是:缩短病程,减少腹泻次数和迅速从粪便中清除病菌。但仅作为液体疗法的辅助治疗。目前常用药物:环丙沙星,成年人每次 250 ~ 500 mg,每天 2 次口服;或诺氟沙星,成年人每次 200 mg,每天 3 次;或多西环素,成年人每次 100 mg,每天 2 次;或复方磺胺甲唑,成年人每次 2 片,每天 2 次。

4. 对症治疗:重症患者补足液体后,血压仍然较低者,可用肾上腺皮质激素及血管活性药物。

5. 积极完善各项有关检查,以确定诊断。

【疫情报告】

霍乱为甲类传染病,按规定及时填报传染病报告卡并及时上报。

【预防】

1. 管理传染源　发现患者按甲类传染病进行严格隔离,直至症状消失后 6 天,并隔日粪便培养 1 次,连续 3 次阴性。对接触者要严密检疫 5 天,留便培养并服药预防。

2. 切断传播途径　加强饮水消毒和食品管理,建立良好的卫生设施。对患者和带菌者的排泄物进行彻底消毒。除外,应消灭苍蝇等传播媒介。

3. 保护易感人群　霍乱疫苗可用来保护地方性流行区的高危人群。

鼠　疫

【病例】

男性,30 岁,农民,1 周前在野外曾捣毁一野鼠窝,回家后 3 天发现右下肢外踝部有一水疱,右侧腹股沟淋巴结肿大、疼痛,质硬,伴有发热、头痛、全身酸痛、乏力,症状日益加重,高热不退。查体:T 39℃,P 110 次/分,R 25 次/分,BP 120/60 mmHg,急性病容,意识清楚,右侧腹股沟淋巴结如鸡蛋大,并与周围组织粘连,皮肤红肿,触之疼痛剧烈,心肺无异常,腹平软,肝脾未触及。拟诊腺鼠疫。

【处理】

1. 一般治疗及护理

(1)严格的隔离消毒患者:病区内必须做到无鼠无蚤。入院时对患者做好卫生处置(更衣、灭蚤消毒)。病区、室内定期进行消毒,患者排泄物和分泌物应用含氯石灰或甲酚皂液彻底消毒。

(2)饮食与补液　急性期应卧床休息,给予流质饮食,或葡萄糖和生理盐水静脉滴注,维持水、电解质平衡。

2. 病原治疗:链霉素成人首次 1 g,以后 0.5 ~ 0.75 g,1 次/4 小时或 1 次/6 小时肌注(2

g/d)。治疗过程中根据体温下降至 37.5℃ 以下,全身症状和局部症状好转后减量。患者体恢复正常,全身症状和局部症状消失,按常规用量继续用药 3~5 天。疗程一般为 10~20,链霉素使用总量不超过 60 g。病变腺体局部按外科常规进行对症处理。

3. 对症治疗:高热可给予冰敷、酒精擦浴等物理降温。体温高于 38.5℃ 或全身酸痛明显,可使用解热镇痛药。儿童禁用水杨酸类解热镇痛药。注意保护重要器官功能。中毒严重可适当使用肾上腺皮质激素。

4. 积极完善各项有关检查,以确定诊断。

【疫情报告】

鼠疫为甲类传染病,按规定及时填报传染病报告卡并及时上报。

【预防】

1. 管理传染源　应灭鼠、灭蚤,监测和控制鼠间鼠疫,加强疫情报告。严格隔离患者,患者疑似患者应分别隔离。腺鼠疫隔离至淋巴结肿大完全消失后再观察 7 天,肺鼠疫隔离至痰养 6 次阴性。接触者予医学观察 9 天。

2. 切断传播途径　加强国际检疫和交通检疫,对来自疫区的车、船、飞机进行严格检疫并鼠灭蚤。

3. 保护易感人群

(1)加强个人防护:参与治疗或进入疫区的医务人员必须穿防护服和高筒鞋、戴面罩、厚罩、防护眼镜、橡皮手套等。

(2)预防性服药:可口服磺胺嘧啶,每次 1.0 g,每日 2 次。亦可用四环素,每次 0.5 g,每日次口服,均连用 6 天。

(3)预防接种:主要对象是疫区及其周围人群,参加防疫工作人员及进入疫区的医务人。使用鼠疫活菌苗皮下 1 次注射,6 岁以下 0.3 ml,7~14 岁 0.5 ml,15 岁以上 1 ml。亦可用痕法:6 岁以下 1 滴菌苗,7~14 岁 2 滴,在每滴菌苗上各划"#"字痕。通常于接种后 10 天产抗体,1 个月后达高峰,免疫期 1 年,需每年加强接种 1 次。

恙虫病

【病例】

患者,女,35 岁,普洱澜沧人,茶农。因发热 5 天于 7 月 15 日就诊。患者 5 天前无明显诱出现发热,体温在 38.5~40℃,并有寒战、全身酸痛、乏力、食欲下降等表现,曾用"青霉素"、安乃近"治疗 3 天,症状无缓解而来就诊。既往身体健康,发病前未到过其他地区,一直在当管理茶园。查体:T 39.5℃,P 100 次/分,BP 100/70 mmHg,意识清楚,急性面容,皮肤黏膜黄染,左侧会阴皮肤可见一焦痂,呈圆形,直径 5~6 mm,中间凹陷,左侧腹股沟可触及 2 个豆大小的淋巴结肿大,有压痛,可移动,无化脓。前胸部、腹部及上肢可见 10 余个散在的暗色斑丘疹,直径 2~4 mm,压之褪色,心肺检查无异常,腹部平软,无压痛,肝脾未触及。血:WBC 4.5×10⁹/L,N 0.55,L 0.45,RBC 3.5×10⁹/L,Hb 110 g/L。尿常规:尿蛋白(+)。

163

【初步诊断】

恙虫病。

【诊断依据】

1. 流行病学资料　患者所在地为恙虫病的发病区,发病前在户外工作(茶农)。

2. 临床表现　起病急,寒战,高热,体温39.5℃,左侧会阴皮肤有一焦痂,左侧腹股沟淋巴结肿大,前胸部、腹部及上肢可见10余个散在的暗红色斑丘疹。

3. 实验室检查　白细胞正常,淋巴细胞稍增多。

【鉴别诊断】

1. 钩端螺旋体病　钩端螺旋体病常有腓肠肌痛,而无皮疹、焦痂或溃疡。

2. 斑疹伤寒　多见于冬春季节及寒冷地区,有虱寄生或叮咬史,无焦痂或溃疡。

3. 伤寒　起病缓慢,有持续高热、表情淡漠、相对脉缓、玫瑰疹,常有消化道症状,无焦痂溃疡,肥达试验阳性。

【检查】

1. 血清学检查
(1)外斐试验:患者血清中的特异性抗体能与变形杆菌 OX_K 抗原起凝聚反应,为诊断提供依据。
(2)补体结合试验:阳性率较高,特异性较强。
(3)免疫荧光试验。
2. 病原学检查　病原体分离。

【治疗方案】

1. 一般治疗　卧床休息,进食易于消化的食物。高热可用物理降温,慎用大量发汗的解热药。

2. 病原治疗　多西环素、氯霉素、四环素对本病有良好疗效,用药后大多在1~3天退热,但四环素对儿童不良反应较多,宜慎用。此外,罗红霉素、阿奇霉素、诺氟沙星对本病亦有疗效。

【预防】

1. 控制传染源:主要是灭鼠。用各种捕鼠器与药物灭鼠相结合。患者不必隔离,接触者不做检疫。

2. 切断传播途径:关键是避免恙螨幼虫叮咬。不要在草地上坐卧,在野外工作活动时,必须扎紧衣袖口和裤脚口,并可涂上防虫剂,如邻苯二甲酸二苯酯或苯甲酸苄酯等。

3. 保护易感人群。

【建议】

若诊断不明确或病情加重无条件诊治,应及时转诊。

钩端螺旋体病

【病例】

患者,男,28 岁,农民,浙江金华人,因发热、头痛、全身酸痛伴腹部不适 4 天,于 1998 年 8 月 18 日就诊入院。患者 4 天前开始出现发热、头痛、腹部不适及恶心,当晚体温上升至 39.5℃,头痛加剧,全身酸痛,第三天感觉四肢无力,卧床不起,体温持续在 39℃ 左右。起病后无咳嗽、咳痰。当地有钩体病流行,近年又有流行性出血热散发。查体:T 39.5℃,P 106 次/分,R 24 次/分,BP 120/70 mmHg,意识清楚,急性面容,颜面潮红,球结膜充血,无黄染及出血点,左腋下及两侧腹股沟可触及蚕豆大小淋巴结数枚,能活动,有轻度压痛,心、肺检查无异常,腹平软,肝脾肋下未触及,肾区无叩击痛,腓肠肌压痛明显。实验室检查:血常规检查 WBC 10 ×10^9/L,N 71%,L 29%,尿常规:尿蛋白(+),肝功能正常。

【初步诊断】

钩端螺旋体病。

【诊断依据】

1. 流行病学资料　8 月属流行季节,当地有钩体病流行。
2. 临床特征　发热、头痛、全身酸痛伴腹部不适 4 天。查体:体温 39.5℃,急性面容,颜面潮红,球结膜充血。左腋下及两侧腹股沟可触及蚕豆大小淋巴结数枚,能活动,有轻度压痛。腓肠肌压痛明显。
3. 实验室检查　血象正常,尿常规:尿蛋白(+)。

【鉴别诊断】

需与上感、流感、伤寒、败血症等鉴别。

【检查】

1. 血清学检查
(1)显微凝聚试验:检测血清中存在特异性抗体,一般在病后 1 周出现阳性,15～20 天达高峰。1 次凝聚效价≥1:400,或早、晚期两份血清比较,效价增加 4 倍即有诊断意义。
(2)酶联免疫吸附试验:应用 ELISA 测定血清钩体 IgM 抗体,其特异性和敏感性均高于显微凝聚试验。
2. 病原学检查
(1)血培养:发病 1 周内抽血接种于柯氏培养基。
(2)分子生物学检查。

【治疗方案】

1. 一般治疗:卧床休息,给予易消化、高热量饮食,保持体液与电解质平衡。

2.病原治疗:杀灭病原菌是治疗本病的关键和根本措施,因此强调早期应用有效的抗生素。

(1)青霉素:治疗钩体病首选药物。常用剂量 40 万 U,每 6~8 小时肌内注射 1 次,疗程天,或至退热后 3 天。由于青霉素首剂后易发生赫氏反应,有人主张以小剂量肌内注射开始首剂 5 万 U ,4 小时后 10 万 U,逐渐过渡到每次 40 万 U。

(2)庆大霉素:对青霉素过敏者可改用庆大霉素,8 万 U,每 8 小时肌内注射 1 次,疗程青霉素。

(3)四环素:0.5 g,每 6 小时口服 1 次,疗程 5~7 天。

3.对症治疗。

【疫情报告】

钩端螺旋体病为乙类传染病,按规定及时填报传染病报告卡并及时上报。

【预防】

1. 管理传染源　开展防鼠灭鼠的群众活动。提倡圈猪积肥,尿、粪无害化处理,从而达到防止污染水源、稻田、河流的目的。

2. 切断传播途径　保护水源和食物,防止鼠和病畜粪尿污染。在流行地区和流行季避免在疫水中游泳、嬉水等。

3. 保护易感人群

(1)预防接种:疫区居民在流行季节前 1 个月接种与本地区流行菌型相同的钩体多价菌苗,每年 2 次,间隔 7~10 日;剂量:成人第 1 次 0.5 ml,第二次 1 ml。注射后产生的免疫力可持续 1 年左右、有发热、心或肾疾患、高血压、结核病者及孕妇等不宜注射。

(2)药物预防:对高危感者如孕妇、儿童、青少年等意外接触,疑似钩体感染者,可注射青霉素每日 80 万~120 万 U,连续 2~3 日,或者给予多西环素 200 mg,可预防发病。

【建议】

若诊断不明确或病情加重无条件诊治,应及时转诊。

阿米巴痢疾

【病例】

患者,男,40 岁,农民,反复发作腹痛、腹泻 5 周,加重 1 周入院。患者 5 周前开始出现间歇性右下腹疼痛,伴腹泻,每天 4~5 次,开始为水样便,后呈暗红色,有时感发热,食欲正常,无恶心、呕吐,1 周后症状减轻,未引起重视。以后类似症状反复发作,可自行缓解。1 周前再次出现腹痛腹泻,每日 7~8 次,量多,呈果酱样粪便,有恶臭,曾服用"呋喃唑酮"治疗,效果不佳。查体:T 37℃,P 74 次/分,BP 120/80 mmHg,一般情况可,无脱水貌,皮肤黏膜无黄染,心肺检查无异常,腹平软,右下腹有轻度压痛,无反跳痛,肠鸣音亢进,肝脾未触及。血常规检查WBC 10×10^9/L,N 78% ,L 22% ,粪便镜检:红细胞成堆,白细胞少量,可见夏科－雷登结晶。

【初步诊断】

阿米巴痢疾。

【诊断依据】

1.临床特征　起病缓慢,主要表现为腹痛、腹泻,排暗红色果酱样便,恶臭味。查体右下腹痛,肠鸣音亢进。

2.粪便镜检　红细胞成堆,白细胞少量,可见夏科－雷登结晶。

【鉴别诊断】

1.细菌性痢疾　起病急,以发热、腹痛、腹泻、里急后重感及黏液脓血便为特征。粪便培养有痢疾杆菌生长。

2.细菌性食物中毒　有不洁食物进食史,急性起病,呕吐常见,脐周压痛,中毒症状较重。余食物、呕吐物或排泄物培养可有致病菌生长。

3.血吸虫病　有疫水接触史。血中白细胞总数与嗜酸性粒细胞显著增多。粪检出血吸虫卵或孵出毛蚴。

【检查】

1.粪便检查　粪便呈暗红色果酱样,腥臭、粪质多,含血及黏液。在粪便中检到滋养体和囊。

2.血清学检查　检测特异性抗体和抗原。

3.结肠镜检查　取溃疡边缘部分涂片及活检可查到滋养体。

【治疗方案】

1.一般治疗　急性者卧床休息,给予流质或少渣软食,慢性者加强营养,避免进食刺激性物。

2.病原治疗

(1)硝基咪唑类(甲硝唑:成年人口服每次0.4 g,每日3次,10天为1个疗程。替硝唑:成人每日2 g,1次口服,连服5天为1个疗程。其他硝基咪唑类)。

(2)二氯尼特:又称糠酯酰胺,是目前最有效的杀除包囊药物,口服每次0.5 mg,每日3疗程为10天。

(3)抗菌药物。

【疫情报告】

阿米巴痢疾为乙类传染病,按规定及时填报传染病报告卡并及时上报。

【预防】

1.管理传染源　检查和治疗从事饮食业的排包囊者及慢性患者,治疗期间应调换工作。

2.切断传播途径　防止食物被污染,饮水应煮沸,不吃生菜。平时注意个人卫生,饭前便后洗手。做好卫生宣教工作。

疟 疾

【病例】

患者,男,28 岁,普洱澜沧人,农民。因间歇发热 3 天于 8 月 10 就诊。患者 3 天前无明显诱因出现发冷,甚至发抖,继之高热、出汗,约 4 小时后缓解。今日再次出现同样症状而来诊。患者发病前 2 周曾在缅甸做工,当地为疟疾、伤寒的发病区。查体:T 39℃,P 100 次/分,BP 120/80 mmHg,意识清楚,一般情况可,皮肤黏膜无黄染、无皮疹、无出血点,心肺检查无异常,腹平软,肝脾未触及。血常规检查:WBC 4.5×10^9/L,N 0.65,L 0.30,RBC 4.5×10^9/L,Hb 120 g/L。尿常规正常。

【初步诊断】

疟疾。

【诊断依据】

1. 流行病学资料:发病前 2 周曾到过疟区。
2. 临床表现:患者有发冷、发抖、高热、出汗症状,有典型的间歇热。

【鉴别诊断】

疟疾应首先与多种发热疾病相鉴别,重要的鉴别疾病有败血症、伤寒、钩端螺旋体病、胆感染、尿路感染等。发病季节、地区等流行病学资料对鉴别有一定帮助。上述疾病的特殊临床症状以及相关辅助检查有时亦有较大帮助,但最重要的鉴别诊断方法仍靠病原学的确定。

【检查】

1. 疟原虫检查 在寒战发作时采血做血涂片经吉姆萨染色后在油镜下寻找疟原虫,找即可确诊。

2. 血清学检查 特异性抗体一般在感染后 3~4 周出现,用于流行病学调查。

【治疗方案】

1. 抗疟原虫治疗
(1)杀灭红细胞内裂体增殖疟原虫的药物:磷酸氯喹、青蒿素、磷酸咯萘啶、哌喹等。
(2)杀灭红细胞内配子体和迟发型子孢子的药物:磷酸伯氨喹、他非诺喹。
(3)凶险发作的抢救:迅速杀灭疟原虫无性体;改善微循环,防止毛细血管内皮细胞崩；维持水电平衡;对症治疗。
(4)常用治疗方案之一:磷酸氯喹 3 日疗法与磷酸伯氨喹 8 日疗法,即磷酸氯喹第一日剂 1 g,第 2、3 天每日 0.5 g,总共用 3 天;磷酸伯氨喹每天 39.6 mg,,每日 1 次,连服 8 天。
2. 对症及支持治疗。

【疫情报告】

疟疾为乙类传染病,按规定及时填报传染病报告卡并及时上报。

【预防】

1. 管理传染源 根治疟疾现症患者及带疟原虫者。
2. 切断传播途径 主要是消灭按蚊,防止被按蚊叮咬。
3. 保护易感人群 药物预防是目前较常应用的措施。成年人常用氯喹,口服 0.5 mg,每周 1 次。

日本血吸虫病

【病例】

患者,男,45 岁,农民,江西人,反复腹痛、腹泻 10 个月,加重伴腹胀 1 个月。患者近 10 个月来不明原因出现腹痛、腹泻,腹泻每日 2~5 次,为黏液脓血便,症状时轻时重,近 1 个月来上述症状加重并感腹胀而来就诊。当地为血吸虫病的发病区,发病前常下水作业。查体:贫血,消瘦,肝右肋下 2 cm,有压痛,表面光滑,质地中等,脾左肋下 4 cm 出可触及,移动性浊音阳性。实验室检查:血象:WBC 10×10^9/L,N 65%,E 10%,RBC 3.2×10^9/L,Hb 90 g/L。尿规正常。

【初步诊断】

慢性血吸虫病。

【诊断依据】

1. 流行病史 当地为血吸虫病的发病区。发病前有疫水接触史。
2. 临床特点 反复腹痛、腹胀、腹泻,为黏液脓血便。查体有贫血貌,消瘦,肝脾肿大。
3. 实验室检查 嗜酸性粒细胞增多,红细胞减少,血红蛋白降低。

【鉴别诊断】

1. 无黄疸型病毒性肝炎 食欲减退、乏力,肝区疼痛与肝功能损害均较明显。
2. 阿米巴痢疾、慢性菌痢 血吸虫患者有腹泻、便血、粪便孵化阳性,而且毛蚴数较多,易别。

【检查】

1. 粪便检查:粪便内检查虫卵和孵出毛蚴是确诊血吸虫病的直接依据。
2. 免疫学检查。
3. 直肠黏膜活检:是血吸虫病原诊断方法之一。通过直肠或乙状结肠镜,自病变处取米粒黏膜,置光镜下压片检查有无虫卵。

【治疗方案】

1. 病原治疗　应用吡喹酮,成人总量按 60 mg/kg,2 天内分 4 次服完,儿童体重在 30 kg 内者总量可按 70 mg/kg,30 kg 以上者与成年人相同剂量。吡喹酮正规用药治疗后,3 ~ 6 个月粪检虫卵阴转率达 85% ,虫卵孵化阴转率为 90% ~ 100% 。

2. 对症治疗　应及时治疗并发症,改善体质,加强营养。巨脾、门静脉高压、上消化道出血等患者可选择适当时机考虑手术治疗。

【疫情报告】

血吸虫病为乙类传染病,按规定及时填报传染病报告卡并及时上报。

【预防】

1. 控制传染源　流行地区每年对患者与病畜进行普查普治。每年冬季集中治疗,重点人群可服吡喹酮 40 mg/kg 一次顿服。同时每年春秋对耕牛各治一次,剂量按 30 mg/kg 计算一次灌服。

2. 切断传播途径　灭螺是预防措施中的关键。摸清螺情并因地制宜采用物理灭螺与化学(氯硝柳胺)灭螺,反复进行。防止人、畜粪便污染水源,努力做到粪便无害化。

3. 保护易感人群　加强卫生宣传教育,增强防病知识与自我保护能力。尽量避免接触疫水,劳动时穿长筒胶鞋、尼龙防护裤、戴手套等。在流行区流行季节可用吡喹酮 25 mg/kg 一次顿服,每隔 14 日 1 次或 40 mg/kg 一次顿服,每隔 1 月服药 1 次。亦可用蒿甲醚或青蒿琥酯 6 mg/kg,一次顿服(以 50 kg 体重为限),每周 1 次,共 7 次,保护率可达 100% 。采用 75% 苯甲酸丁酯乳剂或油膏涂于手脚皮肤,药效可维持 4 小时。

钩虫病

【病例】

患者,男,35 岁,农民,乏力、易倦 8 个月,加重伴头晕、劳动后心悸半个月就诊。患者 8 个月前出现上腹不适、乏力、易倦,后出现食欲减退、消化不良、时有腹泻,未引起重视,近半个月来乏力、易倦症状加重并出现头晕、眼花、耳鸣、劳累后心悸和气促而来就诊。起病后患者无发热、无咳嗽、咳痰,小便正常。查体:T 36.5℃ ,P 96 次/分,R 20 次/分,BP 90/60 mmHg,面色蜡黄,表情淡漠,无皮疹和出血点,浅表淋巴结未触及,双肺检查无异常,心率 96 次/分,律齐,心前区可闻及 2/6 收缩期杂音,腹平软,脐周有轻度压痛,无肌紧张和反跳痛,未触及肿块,脾肋下未触及,移动性浊音(−),实验室检查:RBC 6.4×10^{12}/L, Hb 70 g/L,WBC 6.4×10^9 E 8% ,PLT 200×10^9/L;网织红细胞 1% ,粪便镜检可见钩虫虫卵,尿常规(−)。

【初步诊断】

1. 钩虫病。

2. 中度贫血。

【诊断依据】

1. 症状　上腹不适、乏力、易倦，后出现食欲减退、消化不良、时有腹泻，近半个月来乏力、易倦症状加重并出现头晕、眼花、耳鸣、劳累后心悸和气促。

2. 查体　面色蜡黄，心前区可闻及 2/6 收缩期杂音，脐周有轻度压痛。

3. 实验室检查　RBC 6.4×10^{12}/L，Hb 70 g/L，（中度贫血）。粪便检查可见钩虫虫卵。

【鉴别诊断】

钩虫病患者有上腹疼痛，应与十二指肠溃疡、慢性胃炎等鉴别。钩虫病贫血需与其他原因引起的贫血相鉴别。

【治疗方案】

1. 驱虫治疗　广泛使用阿苯达唑和甲苯达唑。

阿苯达唑剂量为 400 mg，每日一次，连服 2～3 天。甲苯达唑为 200 mg，每日一次，连续 3天，2 岁以上儿童剂量与成人剂量相同。

2. 对症治疗　补充铁剂，改善贫血。贫血一般在治疗 2 个月左右得以纠正。血象恢复后，继续服用小剂量铁剂 2～3 个月。

【预防】

1. 管理传染源　采取普遍治疗，如对中小学学生，用复方甲苯达唑或阿苯达唑每年进行驱虫，效果好，有利于阻断钩虫病的传播。

2. 切断传播途径　加强粪便管理，推广粪便无害化处理。尽量避免赤足与污染土壤密切接触，防止钩蚴侵入皮肤。不吃不卫生蔬菜，防止钩蚴经口感染。

3. 保护易感人群　重点在于宣传教育，提高对钩虫病的认识，在钩虫病感染率高的地区开展集体驱虫治疗。

附录一　>>>

居民健康档案管理

（一）接诊记录表

姓名：　　　　　　　　　　　　　　　　　　　　编号□□□ - □□□□

就诊者的主观资料：

就诊者的客观资料：

评估：

处置计划：

医师签字：

接诊日期：　　　年　月　日

填表说明

　1.本表供居民由于急性或短期健康问题接受咨询或医疗卫生服务时使用,应以能够如实反映居民接受服务的全过程为目的、根据居民接受服务的具体情况填写。

　2.就诊者的主观资料：包括主诉、咨询问题和卫生服务要求等。

　3.就诊者的客观资料：包括查体、实验室检查、影像检查等结果。

　4.评估：根据就诊者的主、客观资料作出的初步印象、疾病诊断或健康问题评估。

　5.处置计划：指在评估基础上制定的处置计划,包括诊断计划、治疗计划、患者指导计划等。

（二）会诊记录表

姓名：_____　　　　　　　编号□□□－□□□□□

会诊原因：

会诊意见：

会诊医师及其所在医疗卫生机构：

医疗卫生机构名称		会诊医生签字	
_____		_____	_____
_____		_____	_____
_____		_____	_____
_____		_____	_____

责任医师：_____

会诊日期：____年__月__日

填表说明

1. 本表供居民接受会诊服务时使用。

2. 会诊原因：责任医师填写患者需会诊的主要情况。

3. 会诊意见：责任医师填写会诊医师的主要处置、指导意见。

4. 会诊医师及其所在医疗卫生机构：填写会诊医师所在医疗卫生机构名称并签署会诊医师姓名。来自同一医疗卫生机构的会诊医师可以只填写一次机构名称，然后在同一行依次签署姓名。

（三）双向转诊单

存　根

患者姓名＿＿＿＿＿＿　性别＿＿＿＿＿　年龄＿＿＿＿＿　档案编号＿＿＿＿＿＿＿＿

家庭住址＿＿＿＿＿＿＿＿＿＿＿＿＿＿＿＿＿＿＿＿＿　联系电话＿＿＿＿＿＿＿

于＿＿年＿＿月＿＿日因病情需要,转入＿＿＿＿＿＿＿＿＿＿单位＿＿＿＿＿＿＿＿科

室＿＿＿＿＿接诊医师。

转诊医师(签字)：

年　　月　　日

双向转诊(转出)单

＿＿＿＿＿＿＿＿＿＿(机构名称)：

现有患者＿＿＿＿＿＿＿＿＿性别＿＿＿＿＿＿年龄＿＿＿＿＿＿＿因病情需要,需转入

贵单位,请予以接诊。

初步印象：

主要现病史(转出原因)：

主要既往史：

治疗经过：

转诊医师(签字)：

联系电话：

＿＿＿＿＿＿＿＿＿＿(机构名称)

年　　月　　日

填表说明

1.本表供居民双向转诊转出时使用,由转诊医师填写。

2.初步印象:转诊医师根据患者病情做出的初步判断。

3.主要现病史:患者转诊时存在的主要临床问题。

4.主要既往史:患者既往存在的主要疾病史。

5.治疗经过:经治医师对患者实施的主要诊治措施。

存　根

患者姓名＿＿＿＿＿＿＿＿　性别＿＿＿＿＿＿＿＿　年龄＿＿＿＿＿＿＿＿　病案号＿＿＿＿＿＿＿＿＿＿

家庭住址＿＿＿＿＿＿＿＿＿＿＿＿＿＿＿＿＿＿＿＿＿＿＿＿＿＿＿＿　联系电话＿＿＿＿＿＿＿＿＿＿

于＿＿年＿＿月＿＿日因病情需要,转回＿＿＿＿＿＿＿＿＿＿＿＿＿＿＿　单位＿＿＿＿＿＿＿＿＿＿＿接

诊医师。

转诊医师(签字)：

年　　月　　日

双向转诊(回转)单

＿＿＿＿＿＿＿＿＿＿＿＿＿(机构名称)：

现有患者＿＿＿＿＿＿＿＿＿＿＿＿＿因病情需要,现转回贵单位,请予以接诊。

诊断结果＿＿＿＿＿＿＿＿＿＿＿＿＿住院病案号＿＿＿＿＿＿＿＿＿＿＿＿＿

主要检查结果：

治疗经过、下一步治疗方案及康复建议：

转诊医师(签字)：

联系电话：

＿＿＿＿＿＿＿＿＿＿＿＿＿(机构名称)

年　　月　　日

填表说明

1.本表供居民双向转诊回转时使用,由转诊医师填写。

2.主要检查结果:填写患者接受检查的主要结果。

3.治疗经过:经治医师对患者实施的主要诊治措施。

4.康复建议:填写经治医师对患者转出后需要进一步治疗及康复提出的指导建议。

附录二 >>>

预防接种档案管理

（一）疫苗免疫程序

疫苗	接种对象月（年）龄	接种剂次	接种部位	接种途径	接种剂量/剂次	备 注
乙肝疫苗	0、1、6 月龄	3	上臂三角肌	肌内注射	酵母苗 5 μg/0.5 ml，CHO 苗 10 μg/1 ml、20 μg/1 ml	出生后 24 小时内接种第 1 剂次，第1剂次间隔≥28 天
卡介苗	出生时	1	上臂三角肌中部略下处	皮内注射	0.1 ml	
脊灰疫苗	2、3、4 月龄，4 周岁	4		口服	1 粒	第1、2 剂次，第2剂次间隔均≥28 天
百白破疫苗	3、4、5 月龄，18～24 月龄	4	上臂外侧三角肌	肌内注射	0.5 ml	第1、2 剂次，第2剂次间隔均≥28 天
白破疫苗	6 周岁	1	上臂三角肌	肌内注射	0.5 ml	
麻风疫苗（麻疹疫苗）	8 月龄	1	上臂外侧三角肌下缘附着处	皮下注射	0.5 ml	
麻腮风疫苗（麻腮疫苗、麻疹疫苗）	18～24 月龄	1	上臂外侧三角肌下缘附着处	皮下注射	0.5 ml	
乙脑（减毒）	8 月龄，2 周岁	2	上臂外侧三角肌下缘附着处	皮下注射	0.5 ml	
流脑 A	6～18 月龄	2	上臂外侧三角肌附着处	皮下注射	30 μg/0.5 ml	第1、2 剂次间隔个月
流脑 A＋C	3 周岁，6 周岁	2	上臂外侧三角肌附着处	皮下注射	100 μg/0.5 ml	2 剂次间隔≥3 年；第 1 剂次与 A 群流脑疫苗第 2 剂次间隔≥12 个月

疫苗	接种对象月(年)龄	接种剂次	接种部位	接种途径	接种剂量/剂次	备 注
■肝(减毒)	18 月龄	1	上臂外侧三角肌附着处	皮下注射	1 ml	
■血热疫■(双价)	16～60 周岁	3	上臂外侧三角肌	肌内注射	1 ml	接种第 1 剂次后 14 天接种第 2 剂次,第 3 剂次在第 1 剂次接种后 6 个月接种
■疽疫苗	炭疽疫情发生时,病例或病畜间接接触者及疫点周围高危人群	1	上臂外侧三角肌附着处	皮上划痕	0.05 ml(2 滴)	病例或病畜的直接接触者不能接种
■体疫苗	流行地区可能接触疫水的 7～60 岁高危人群	2	上臂外侧三角肌附着处	皮下注射	成人第 1 剂 0.5 ml,第 2 剂 1.0 ml 7～13 岁剂量减半,必要时 7 岁以下儿童依据年龄、体重酌量注射,不超过成人剂量 1/4	接种第 1 剂次后 7～10 天接种第 2 剂次
■脑灭活■苗	8 月龄(2 剂次),2 周岁,6 周岁	4	上臂外侧三角肌下缘附着处	皮下注射	0.5 ml	第 1、2 剂次间隔 7～10 天
■肝灭活■苗	18 月龄,24～30 月龄	2	上臂三角肌附着处	肌内注射	0.5 ml	2 剂次间隔≥6 个月

注:1. CHO 疫苗用于新生儿母婴阻断的剂量为 20 μg/ml。

　　2. 未收入药典的疫苗,其接种部位、途径和剂量参见疫苗使用说明书。

（二）预防接种卡

姓名：_____   编号□□□－□□□□□

性别：_____出生日期：___年___月___日

监护人姓名：_____ 与儿童关系：_____联系电话：_____

家庭现住址：_____县（区）_____乡镇（街道）

户籍地址：1 同家庭地址 2 ___省___市___县（区）___乡镇（街道）

迁入时间：___年___月___日   迁出时间：___年___月___日 迁出原因：_____

疫苗异常反应史：_____

接种禁忌：_____

传染病史：_____

建卡日期：_____年___月___日   建卡人：_____

疫苗与剂次		接种日期	接种部位	疫苗批号	接种医师	备注
乙肝疫苗	1					
	2					
	3					
卡介苗						
脊灰疫苗	1					
	2					
	3					
	4					
百白破疫苗	1					
	2					
	3					
	4					
白破疫苗						
麻风疫苗						
麻腮风疫苗	1					
	2					
麻腮疫苗						
麻疹疫苗	1					
	2					
A群流脑疫苗	1					
	2					

疫苗与剂次		接种日期	接种部位	疫苗批号	接种医师	备注
A＋C群流脑疫苗	1					
	2					
乙脑（减毒）活疫苗	1					
	2					
乙脑灭活疫苗	1					
	2					
	3					
	4					
甲肝减毒活疫苗						
甲肝灭活疫苗	1					
	2					
其他疫苗						

填表说明

1. 姓名：根据儿童居民身份证的姓名填写。可暂缺，儿童取名后应及时补充记录。

2. 出生日期：按照年（4位）、月（2位）、日（2位）顺序填写，如19490101。

3. 监护人姓名：只填写一个，并在"与儿童关系"中注明母亲、父亲或其他关系。

4. 家庭现住址：只填写至乡级。

5. 户籍住址：若同家庭现住址，则在"同家庭现住址"前数字1上划"√"，若不同，请具体填写只填写至乡级。

6. 异常反应史、接种禁忌和传染病史：在每次接种前询问后填写。

7. 每次完成接种后，接种医师应将接种日期、接种部位、疫苗批号、生产企业、接种单位等内容登记到预防接种证中，并时签名；同时将接种日期、接种部位、疫苗批号、接种医师等内容登记到儿童预防接种卡中。其中，"接种部位"只填写注射疫苗的接种部位；左侧用1表示，右侧用2表示；"有效日期"指有效截止日期。

8. "备注"栏用于记录某疫苗某剂次接种的其他重要信息，例如：接种乙肝疫苗的种类（酵母苗/CHO苗）、接种百白破疫的种类（全细胞苗/无细胞苗）、特殊情况下的不同接种剂量等等。

9. 接种其他疫苗时，按上述内容进行登记。

附录三 >>>

0~6岁儿童健康管理

（一）新生儿家庭访视记录表

姓名：⎵⎵⎵⎵⎵⎵⎵⎵⎵⎵⎵⎵⎵⎵⎵⎵⎵⎵⎵⎵⎵⎵⎵⎵⎵⎵⎵⎵⎵⎵⎵编号□□□－□□□□

性　别	0 未知的性别　1 男　2 女 9 未说明的性别 □	出生日期	□□□□ □□ □□
身份证号		家庭住址	

父　亲	姓名	职业	联系电话	出生日期
母　亲	姓名	职业	联系电话	出生日期

出生孕周＿＿＿＿周	母亲妊娠期患病情况　1 糖尿病　2 妊娠期高血压　3 其他＿＿＿ □
助产机构名称＿＿＿＿	出生情况　1 顺产　2 胎头吸引　3 产钳　4 剖宫　5 双多胎 6 臀位　7 其他　　□/□
新生儿窒息 1 无　2 有 （Apgar 评分：1 分钟　5 分钟　不详）　□	是否有畸形　　1 无　2 有＿＿＿　□
新生儿听力筛查　1 通过　2 未通过　3 未筛查　4 不详　□	
新生儿疾病筛查：1 甲低　2 苯丙酮尿症　3 其他遗传代谢病＿＿＿＿　□	
新生儿出生体重＿＿＿ kg	目前体重　＿＿＿ kg	出生身长＿＿＿ cm
喂养方式 1 纯母乳　2 混合　3 人工 □	*吃奶量　＿＿＿ ml/次	*吃奶次数＿＿＿次/日
*呕吐　1 无　2 有　　□	*大便　1 糊状　2 稀　□	*大便次数＿＿＿次/日
体温＿＿＿＿℃	脉率＿＿＿次/分钟	呼吸频率＿＿＿次/分钟
面色 1 红润　2 黄染　3 其他＿＿＿＿＿	黄疸部位　1 面部　2 躯干　3 四肢　4 手足　□
前囟　＿＿＿cm×＿＿＿cm 1 正常　2 膨隆　3 凹陷　4 其他＿＿＿＿＿	
眼外观　1 未见异常　2 异常＿＿＿＿　□	四肢活动度　1 未见异常　2 异常＿＿＿＿　□
耳外观　1 未见异常　2 异常＿＿＿＿　□	颈部包块　　1 无　　　　2 有＿＿＿＿　□
鼻　　　1 未见异常　2 异常＿＿＿＿　□	皮肤　1 未见异常　2 湿疹　3 糜烂　4 其他＿＿＿　□
口　腔　　1 未见异常　2 异常＿＿＿＿　□	肛门　　　　1 未见异常　2 异常＿＿＿＿　□
心肺听诊　1 未见异常　2 异常＿＿＿＿　□	外生殖器　　1 未见异常　2 异常＿＿＿＿　□
腹部触诊　1 未见异常　2 异常＿＿＿＿　□	脊柱　　　　1 未见异常　2 异常＿＿＿＿　□
脐带　　1 未脱　2 脱落　3 脐部有渗出　4 其他＿＿＿＿＿	

转诊建议　1无　2有	
原因：＿＿＿＿＿＿＿＿＿＿＿＿	
机构及科室：＿＿＿＿＿＿＿＿＿＿	□
指导　1喂养指导　2发育指导　3防病指导　4预防伤害指导　5口腔保健指导	□／□／□／□／□
本次访视日期＿＿年＿＿月＿＿日	下次随访地点
下次随访日期＿＿年＿＿月＿＿日	随访医师签名

填表说明

1.姓名：填写新生儿的姓名。如没有取名则填写母亲姓名＋之男或之女。

2.出生日期：按照年（4位）、月（2位）、日（2位）顺序填写，如19490101。

3.身份证号：填写新生儿身份证号，若无，可暂时空缺，待户口登记后再补填。

4.父亲、母亲情况：分别填写新生儿父母的姓名、职业、联系电话、出生日期。

5.出生孕周：指新生儿出生时母亲怀孕周数。

6.新生儿听力筛查：询问是否做过新生儿听力筛查，将询问结果相应在"通过"、"未通过"、"未筛查"上划"√"。若不楚在"不详"上划"√"。

7.新生儿疾病筛查：询问是否做过新生儿甲低、新生儿苯丙酮尿症及其他遗传代谢病的筛查，筛查过的在相应疾病上面"√"；若是其他遗传代谢病，将筛查的疾病名称填入。

8.喂养方式：

母乳喂养　指婴儿只吃母乳，不加任何其他食品，但允许在有医学指征的情况下，加喂药物、维生素和矿物质。

混合喂养　指婴儿在喂母乳同时，喂其他乳类及乳制品。

人工喂养　指无母乳，完全喂其他乳类和代乳品。将询问结果在相应方式上划"√"。

9."＊"为低出生体重、双胎或早产儿需询问项目。

10.查体

眼外观：婴儿有目光接触，眼球能随移动的物体移动，结膜无充血、溢泪、溢脓时，判断为未见异常，否则为异常。

耳外观：当外耳无畸形、外耳道无异常分泌物，无外耳湿疹，判断为未见异常，否则为异常。

鼻：当外观正常且双鼻孔通气良好时，判断为未见异常，否则为异常。

口腔：当无唇腭裂、高腭弓、诞生牙、口腔炎症（口炎或鹅口疮）及其他口腔异常时，判断为未见异常，否则为异常。

心肺：当未闻及心脏杂音，心率和肺部呼吸音无异常时，判断为未见异常，否则为异常。

腹部：肝脾触诊无异常时，判断为未见异常，否则为异常。

四肢活动度：上下肢活动良好且对称，判断为未见异常，否则为异常。

颈部包块：触摸颈部是否有包块，根据触摸结果，在"有"或"无"上划"√"。

皮肤：当无色素异常，无黄疸、发绀、苍白、皮疹、包块、硬肿、红肿等，腋下、颈部、腹股沟部、臀部等皮肤皱褶处无潮红或烂时，判断为未见异常，否则为其他相应异常。

肛门：当肛门完整无畸形时，判断为未见异常，否则为异常。

外生殖器：当男孩无阴囊水肿、鞘膜积液、隐睾，女孩无阴唇粘连，外阴颜色正常时，判断为未见异常，否则为异常。

11.指导：做了哪些指导请在对应的选项上划"√"，可以多选，未列出的其他指导请具体填写。

12.下次随访日期：根据儿童情况确定下次随访的日期，并告知家长。

(二)1 岁以内儿童健康检查记录表

姓名： 编号□□□－□□□□

月龄		满月	3 月龄	6 月龄	8 月龄
随访日期					
体重(kg)		___上 中 下	___上 中 下	___上 中 下	___上 中 下
身长(cm)		___上 中 下	___上 中 下	___上 中 下	___上 中 下
头围(cm)					
体格检查	面色	1 红润 2 黄染 3 其他	1 红润 2 黄染 3 其他	1 红润 2 其他	1 红润 2 其他
	皮肤	1 未见异常 2 异常	1 未见异常 2 异常	1 未见异常 2 异常	1 未见异常 2 异常
	前囟	1 闭合 2 未闭 __cm × __ cm	1 闭合 2 未闭 __cm × __ cm	1 闭合 2 未闭 __cm × __cm	1 闭合 2 未闭 __cm × __ cm
	颈部包块	1 有 2 无	1 有 2 无	1 有 2 无	——
	眼外观	1 未见异常 2 异常	1 未见异常 2 异常	1 未见异常 2 异常	1 未见异常 2 异常
	耳外观	1 未见异常 2 异常	1 未见异常 2 异常	1 未见异常 2 异常	1 未见异常 2 异
	听力	——	——	1 通过 2 未通过	
	口腔	1 未见异常 2 异常	1 未见异常 2 异常	出牙数(颗)	出牙数(颗)
	心肺	1 未见异常 2 异常	1 未见异常 2 异常	1 未见异常 2 异常	1 未见异常 2 异
	腹部	1 未见异常 2 异常	1 未见异常 2 异常	1 未见异常 2 异常	1 未见异常 2 异
	脐部	1 未脱 2 脱落 3 脐部有渗出 4 其他	1 未见异常 2 异常	——	
	四肢	1 未见异常 2 异常	1 未见异常 2 异常	1 未见异常 2 异常	1 未见异常 2 异
	可疑佝偻病症状	——	1 无 2 夜惊 3 多汗 4 烦躁	1 无 2 夜惊 3 多汗 4 烦躁	1 无 2 夜惊 3 汗 4 烦躁
	可疑佝偻病体征	1 无 2 颅骨软化 3 方颅 4 枕秃	1 无 2 颅骨软化 3 方颅 4 枕秃	1 肋串珠 2 肋外翻 3 肋软骨沟 4 鸡胸 5 手镯征	1 肋串珠 2 肋外 3 肋软骨沟 4 胸 5 手镯征
	肛门/外生殖器	1 未见异常 2 异常	1 未见异常 2 异常	1 未见异常 2 异常	1 未见异常 2 异
	血红蛋白值	_____g/L	_____g/L	_____g/L	_____g/L
户外活动		_____时/日	_____小时/日	_____小时/日	_____小时/日
服用维生素 D		_____IU/日	_____IU/日	_____IU/日	_____IU/日
发育评估		1 通过 2 未过	1 通过 2 未过	1 通过 2 未过	1 通过 2 未过

续表

两次随访间患病情况	1 未患病　2 患病	1 未患病　2 患病	1 未患病　2 患病	1 未患病　2 患病
其他				
转诊建议	1 无　2 有 原因：_____ 机构及科室：_____	1 无　2 有 原因：_____ 机构及科室：_____	1 无　2 有 原因：_____ 机构及科室：_____	1 无　2 有 原因：_____ 机构及科室：_____
指导	1 科学喂养 2 生长发育 3 疾病预防 4 预防意外伤害 5 口腔保健	1 科学喂养 2 生长发育 3 疾病预防 4 预防意外伤害 5 口腔保健	1 科学喂养 2 生长发育 3 疾病预防 4 预防意外伤害 5 口腔保健	1 科学喂养 2 生长发育 3 疾病预防 4 预防意外伤害 5 口腔保健
下次随访日期				
随访医师签名				

填表说明

1. 填表时，按照项目栏的文字表述，将在对应的选项上划"√"。若有其他异常，请具体描述。"————"表示本次随访时该项目不用检查。

2. 体重、身长：指检查时实测的具体数值。并根据卫生部选用的儿童生长发育参照标准，判断儿童体格发育情况，在相应"上"、"中"、"下"上划"√"。

3. 体格检查

(1)满月：皮肤、颈部包块、眼外观、耳外观、心肺、腹部、脐部、四肢、肛门/外生殖器的未见异常判定标准同新生儿家庭访视，满月及 3 月龄时，当无口腔炎症(口炎或鹅口疮)及其他口腔异常时，判断为未见异常，否则为异常。

(2)3、6、8 月龄：

皮肤：当无皮疹、湿疹、增大的体表淋巴结等，判断为未见异常，否则为异常。

眼外观：结膜无充血、溢泪、溢脓判断为未见异常，否则为异常。

耳外观：当外耳无湿疹、畸形、外耳道无异常分泌物时，判断为未见异常，否则为异常

听力：6 月龄时使用行为测听的方法进行听力筛查。检查时应避开婴儿视线，分别从不同的方向给予不同强度的声音，看孩子的反应，大致地估测听力正常与否。

口腔：3 月龄时，当无口腔炎症(口炎或鹅口疮)及其他口腔异常时，判断为未见异常，否则为异常，6 和 8 月龄时按实际牙数填写。

心肺：当未闻及心脏杂音，肺部呼吸音也无异常时，判断为未见异常，否则为异常。

腹部：肝脾触诊无异常，判断为未见异常，否则为异常。

脐部：无脐疝，判断为未见异常，否则为异常。

四肢：上下肢活动良好且对称，判断为未见异常，否则为异常。

可疑佝偻病症状：根据症状的有无在对应选项上划"√"。

可疑佝偻病体征：根据体征的有无在对应选项上划"√"。

肛门/外生殖器：男孩无阴囊水肿，无睾丸下降不全；女孩无阴唇粘连，肛门完整无畸形，判断为未见异常，否则为异常。

4. 户外活动：询问家长儿童在户外活动的平均时间后填写。

5. 服用维生素 D：填写具体的维生素 D 名称、每日剂量，按实际补充量填写，未补充，填写"0"。

6. 发育评估：按照"儿童生长发育监测图"的运动发育指标进行评估每项发育指标至箭头右侧月龄通过的，为通过。否则不通过。

7. 两次随访间患病情况：填写上次随访(访视)到本次随访间儿童所患疾病情况，若有，填写具体疾病名称。

8. 指导：做了哪些指导请在对应的选项上划"√"，可以多选，未列出的其他指导请具体填写。

9. 下次随访日期：根据儿童情况确定下次随访日期，并告知家长。

(三)1~2岁儿童健康检查记录表

姓名：　　　　　　　　　　　　　　　　　　　　　　　　编号□□□-□□□□

月(年)龄		12月龄	18月龄	24月龄	30月龄
随访日期					
体重(kg)		＿＿＿上 中 下	＿＿＿上 中 下	＿＿＿上 中 下	＿＿＿上 中 下
身长(cm)		＿＿＿上 中 下	＿＿＿上 中 下	＿＿＿上 中 下	＿＿＿上 中 下
体格检查	面色	1 红润　2 其他	1 红润　2 其他	1 红润　2 其他	1 红润　2 其他
	皮肤	1 未见异常　2 异常	1 未见异常　2 异常	1 未见异常　2 异常	1 未见异常　2 异
	前囟	1 闭合　2 未闭 ＿＿cm × ＿＿cm	1 闭合　2 未闭 ＿＿cm × ＿＿cm	1 闭合　2 未闭 ＿＿cm × ＿＿cm	＿＿＿
	眼外观	1 未见异常　2 异常	1 未见异常　2 异常	1 未见异常　2 异常	1 未见异常　2 异
	耳外观	1 未见异常　2 异常	1 未见异常　2 异常	1 未见异常　2 异常	1 未见异常　2 异
	听力	1 通过　2 未通过	＿＿＿	1 通过　2 未通过	＿＿＿
	出牙/龋齿数(颗)	/	/	/	/
	心肺	1 未见异常　2 异常	1 未见异常　2 异常	1 未见异常　2 异常	1 未见异常　2 异
	腹部	1 未见异常　2 异常	1 未见异常　2 异常	1 未见异常　2 异常	1 未见异常　2 异
	四肢	1 未见异常　2 异常	1 未见异常　2 异常	1 未见异常　2 异常	1 未见异常　2 异
	步态	＿＿＿	1 未见异常　2 异常	1 未见异常　2 异常	1 未见异常　2 异
	可疑佝偻病体征	1"O"型腿 2"X"型腿	1"O"型腿 2"X"型腿	1"O"型腿 2"X"型腿	＿＿＿
	血红蛋白值	＿＿＿	＿＿＿g/L	＿＿＿	＿＿＿g/L
户外活动		＿＿＿＿小时/日	＿＿＿＿小时/日	＿＿＿＿小时/日	＿＿＿＿小时/日
服用维生素 D		＿＿＿＿IU/日	＿＿＿＿IU/日	＿＿＿＿IU/日	＿＿＿
发育评估		1 通过　2 未过	1 通过　2 未过	1 通过　2 未过	
两次随访间患病情况		1 未患病　2 患病	1 未患病　2 患病	1 未患病　2 患病	1 未患病　2 患病
其他					
转诊建议		1 无　2 有 原因：＿＿＿＿ 机构及科室：＿＿＿	1 无　2 有 原因：＿＿＿＿ 机构及科室：＿＿＿	1 无　2 有 原因：＿＿＿＿ 机构及科室：＿＿＿	1 无　2 有 原因：＿＿＿＿ 机构及科室：＿＿＿
指导		1 科学喂养 2 生长发育 3 疾病预防 4 预防意外伤害 5 口腔保健 ＿＿＿＿＿＿＿	1 科学喂养 2 生长发育 3 疾病预防 4 预防意外伤害 5 口腔保健 ＿＿＿＿＿＿＿	1 合理膳食 2 生长发育 3 疾病预防 4 预防意外伤害 5 口腔保健 ＿＿＿＿＿＿＿	1 合理膳食 2 生长发育 3 疾病预防 4 预防意外伤害 5 口腔保健 ＿＿＿＿＿＿＿
下次随访日期					
随访医师签名					

（四）3～6岁儿童健康检查记录表

名：　　　　　　　　　　　　　　　　　　　　　　　　编号□□□－□□□□□

月龄		3岁	4岁	5岁	6岁
随访日期					
体重(kg)		＿＿上 中 下	＿＿上 中 下	＿＿上 中 下	＿＿上 中 下
身长(cm)		＿＿上 中 下	＿＿上 中 下	＿＿上 中 下	＿＿上 中 下
体格发育评价		1 正常　2 低体重 3 消瘦　4 发育迟缓　5 超重	1 正常　2 低体重 3 消瘦　4 发育迟缓　5 超重	1 正常　2 低体重 3 消瘦　4 发育迟缓　5 超重	1 正常　2 低体重 3 消瘦　4 发育迟缓 5 超重
本查	视力	＿＿			
	听力	1 通过　2 未过	＿＿	＿＿	＿＿
	牙数(颗)/龋齿数	/	/	/	/
	心肺	1 未见异常　2 异常	1 未见异常　2 异常	1 未见异常　2 异常	1 未见异常　2 异常
	腹部	1 未见异常　2 异常	1 未见异常　2 异常	1 未见异常　2 异常	1 未见异常　2 异常
	血红蛋白值	＿＿＿g/L	＿＿＿g/L	＿＿＿g/L	＿＿＿g/L
	其他				
次随访间患病情况		1 无 2 肺炎＿＿＿次 3 腹泻＿＿＿次 4 外伤＿＿＿次 5 其他＿＿＿	1 无 2 肺炎＿＿＿次 3 腹泻＿＿＿次 4 外伤＿＿＿次 5 其他＿＿＿	1 无 2 肺炎＿＿＿次 3 腹泻＿＿＿次 4 外伤＿＿＿次 5 其他＿＿＿	1 无 2 肺炎＿＿＿次 3 腹泻＿＿＿次 4 外伤＿＿＿次 5 其他＿＿＿
诊建议		1 无　2 有 原因：＿＿＿＿ 机构及科室：＿＿＿	1 无　2 有 原因：＿＿＿＿ 机构及科室：＿＿＿	1 无　2 有 原因：＿＿＿＿ 机构及科室：＿＿＿	1 无　2 有 原因：＿＿＿＿ 机构及科室：＿＿＿
导		1 合理膳食 2 生长发育 3 疾病预防 4 预防意外伤害 5 口腔保健 ＿＿＿＿	1 合理膳食 2 生长发育 3 疾病预防 4 预防意外伤害 5 口腔保健 ＿＿＿＿	1 合理膳食 2 生长发育 3 疾病预防 4 预防意外伤害 5 口腔保健 ＿＿＿＿	1 合理膳食 2 生长发育 3 疾病预防 4 预防意外伤害 5 口腔保健 ＿＿＿＿
次随访日期					
访医师签名					

附录四 >>>

孕产妇健康管理

（一）第 1 次产前随访服务记录表

姓名：编号□□□-□□□□

填表日期	年 月 日		填表孕周		周
孕妇年龄					
丈夫姓名		丈夫年龄		丈夫电话	
孕 次		产 次	阴道分娩___次 剖宫产___次		
末次月经	年 月 日 或不详	预产期	年 月 日		
既往史	1无 2心脏病 3肾脏疾病 4肝脏疾病 5高血压 6贫血 7糖尿病 8其他___				□/□/□/□/□/□
家族史	1遗传性疾病史 2精神疾病史 3其他				□/□
个人史	1吸烟 2饮酒 3服用药物 4接触有毒有害物质 5接触放射线 6其他___				□/□/□/□/□
妇科手术史	1无 2有___				
孕产史	1流产___2死胎___3死产___4新生儿死亡___5出生缺陷儿___				
身 高	cm		体重		kg
体质指数			血压	/ mmHg	
听 诊	心脏:1未见异常 2异常—— □		肺部:1未见异常 2异常——		
妇科检查	外阴:1未见异常 2异常___ □		阴道:1未见异常 2异常___		
	宫颈:1未见异常 2异常___ □		子宫:1未见异常 2异常___		
	附件:1未见异常 2异常___				
辅助检查	血常规		血红蛋白值___g/L 白细胞计数值___/L 血小板计数值___/L 其他___		
	尿常规		尿蛋白___ 尿糖___ 尿酮体___ 尿潜血___ 其他___		
	血型	ABO			
		Rh*			
	血糖*		___mmol/L		

辅助检查	肝功能	血清谷丙转氨酶＿＿＿U/L　血清谷草转氨酶＿＿＿U/L 白蛋白＿＿＿g/L 总胆红素＿＿＿μmol/L 结合胆红素＿＿＿μmol/L	
	肾功能	血清肌酐＿＿＿μmol/L　血尿素氮＿＿＿mmol/L	
	阴道分泌物 *	1 未见异常　2 滴虫　3 假丝酵母菌　4 其他＿＿＿＿＿＿	□/□/□
		阴道清洁度:1 Ⅰ 度　2 Ⅱ 度　3 Ⅲ 度　4 Ⅳ 度	□
	乙型肝炎五项	乙型肝炎表面抗原＿＿＿　　　乙型肝炎表面抗体＿＿＿ 乙型肝炎 e 抗原＿＿＿　　　　乙型肝炎 e 抗体＿＿＿ 乙型肝炎核心抗体＿＿＿	
	梅毒血清学试验 *	1 阴性　2 阳性	□
	HIV 抗体检测 *	1 阴性　2 阳性	□
	B 超 *		
总体评估		1 未见异常　2 异常＿＿＿＿＿＿＿＿＿	□
保健指导		1 个人卫生　2 心理　3 营养　4 避免致畸因素和疾病对胚胎的不良影响 5 产前筛查宣传告知　6 其他＿＿＿＿＿	□/□/□/□/□
转诊		1 无　　2 有 原因:＿＿＿＿＿＿　　机构及科室:＿＿＿＿＿＿＿	□
下次随访日期	年　　月　　日	随访医师签名	

填表说明

1. 本表由医师在第一次接诊孕妇(尽量在孕 12 周前)时填写。若未建立居民健康档案,需同时建立。随访时填写各项相应情况的数字。

2. 填表孕周:为填写此表时孕妇的怀孕周数。

3. 孕次:怀孕的次数,包括本次妊娠。

4. 产次:指此次怀孕前,孕期超过 28 周的分娩次数。

5. 末次月经:此怀孕前最后一次月经的第一天。

6. 预产期:可按照末次月经推算,为末次月经日期的月份加 9 或减 3,为预产期月份数;天数加 7,为预产期日。

7. 既往史:孕妇曾经患过的疾病,可以多选。

8. 家族史:填写孕妇父亲、母亲、丈夫、兄弟姐妹或其他子女中是否曾患遗传性疾病或精神疾病,若有,请具体说明。

9. 个人史:可以多选。

10. 孕产史:根据具体情况填写,若有,填写次数,若无,填写"0"。

11. 体质指数 = 体重(kg)/身高的平方(m²)。

12. 体格检查、妇科检查及辅助检查:进行相应检查,并填写检查结果。

13. 总体评估:根据孕妇总体情况进行评估,若发现异常,具体描述异常情况。

14. 保健指导:填写相应的保健指导内容,可以多选。

15. 转诊:若有需转诊的情况,具体填写。

16. 下次随访日期:根据孕妇情况确定下次随访查日期,并告知孕妇。

17. 随访医师签名:随访完毕,核查无误后随访医师签署其姓名。

（二）第 2~5 次产前随访服务记录表

姓名：_____　　　　　　　　　　　　　　　　　　编号□□□－□□□□

项　目		第 2 次	第 3 次	第 4 次 *	第 5 次 *
随访日期					
孕周（周）					
主　诉					
体重（kg）					
产科检查	宫底高度（cm）				
	腹围（cm）				
	胎位				
	胎心率（次/分钟）				
血压（mmHg）		/	/	/	/
血红蛋白（g/L）					
尿蛋白					
其他辅助检查 *					
分　类		1 未见异常　□ 2 异常_____	1 未见异常　□ 2 异常_____	1 未见异常　□ 2 异常_____	1 未见异常　□ 2 异常_____
指　导		1.个人卫生 2.膳食 3.心理 4.运动 5 其他____	1.个人卫生 2.膳食 3.心理 4.运动 5.自我监护 6.母乳喂养 7 其他____	1.个人卫生 2.膳食 3.心理 4.运动 5.自我监测 6.分娩准备 7.母乳喂养 8 其他____	1.个人卫生 2.膳食 3.心理 4.运动 5.自我监测 6.分娩准备 7.母乳喂养 8 其他____
转　诊		1 无　2 有　□ 原因：_____ 机构及科室：_____	1 无　2 有　□ 原因：_____ 机构及科室：_____	1 无　2 有　□ 原因：_____ 机构及科室：_____	1 无　2 有 原因：_____ 机构及科室：_____
下次随访日期					
随访医师签名					

（三）产后访视记录表

名：　　　　　　　　　　　　　　　　　　　　　　　　编号□□□－□□□□□

随访日期	年　月　日	
体温	℃	
一般健康情况		
一般心理状况		
血压	/　　　mmHg	
乳　房	1 未见异常　2 异常＿＿＿＿＿＿＿＿＿	□
恶　露	1 未见异常　2 异常＿＿＿＿＿＿＿＿＿	□
子　宫	1 未见异常　2 异常＿＿＿＿＿＿＿＿＿	□
伤　口	1 未见异常　2 异常＿＿＿＿＿＿＿＿＿	□
其　他		
分　类	1 未见异常　2 异常＿＿＿＿＿＿＿＿＿	□
指　导	1 个人卫生 2 心理 3 营养 4 母乳喂养 5 新生儿护理与喂养 6 其他＿＿＿＿＿＿	□/□/□/□/□
转　诊	1 无　2 有 原因：＿＿＿＿＿＿＿机构及科室：＿＿＿＿＿＿	□
下次随访日期		
随访医师签名		

填表说明

1. 本表为产妇出院后 3～7 天内由医务人员到产妇家中进行产后检查时填写,产妇情况填写此表,新生儿情况填写"新生儿家庭访视表"。
2. 一般健康状况:对产妇一般情况进行检查,具体描述并填写。
3. 血压:测量产妇血压,填写具体数值。
4. 乳房、恶露、子宫、伤口:对产妇进行检查,若有异常,具体描述。
5. 分类:根据此次随访情况,对产妇进行分类,若为其他异常,具体写明情况。
6. 指导:可以多选,未列出的其他指导请具体填写。
7. 转诊:若有需转诊的情况,具体填写。
8. 随访医师签名:随访完毕,核查无误后随访医师签名。

（四）产后 42 天健康检查记录表

姓名： 编号□□□-□□□□

随访日期	年 月 日
一般健康情况	
一般心理状况	
血 压	/　　　mmHg
乳 房	1 未见异常　2 异常＿＿＿＿＿＿　□
恶 露	1 未见异常　2 异常＿＿＿＿＿＿　□
子 宫	1 未见异常　2 异常＿＿＿＿＿＿　□
伤 口	1 未见异常　2 异常＿＿＿＿＿＿　□
其 他	
分 类	1 已恢复　2 未恢复＿＿＿＿＿＿　□
指 导	1 性保健　　　　　　　　　　□/□/□/□/□ 2 避孕 3 婴儿喂养及营养 4 其他＿＿＿＿＿＿
处 理	1 结案　　　　　　　　　　　　　□ 2 转诊 　　原因：＿＿＿＿＿＿＿＿＿＿ 　　机构及科室：＿＿＿＿＿＿＿＿
随访医师签名	

填表说明

1. 一般健康状况：对产妇一般情况进行检查，具体描述并填写。

2. 血压：如有必要，测量产妇血压，填写具体数值。

3. 乳房、恶露、子宫、伤口：对产妇进行检查，若有异常，具体描述。

4. 分类：根据此次随访情况，对产妇进行分类，若为未恢复，具体写明情况。

5. 指导：可以多选，未列出的其他指导请具体填写。

6. 处理：若产妇已恢复正常，则结案。若有需转诊的情况，具体填写。

7. 随访医师签名：检查完毕，核查无误后检查医师签名。

附录五 >>>

老年人健康管理

老年人生活自理能力评估表

该表为自评表,根据下表中5个方面进行评估,将各方面判断评分汇总后,0~3分者为可自理;4~8分为轻度依赖;9~18分者为中度依赖;≥19分者为不能自理。

估事项、内容与评分	程度等级				判断评分
	可自理	轻度依赖	中度依赖	不能自理	
进餐:使用餐具将饭菜送入口、咀嚼、咽等活动	独立完成	—	需要协助,如切碎、搅拌食物等	完全需要帮助	
分	0	0	3	5	
梳洗:梳头、洗、刷牙、剃须洗澡等动	独立完成	能独立地洗头、梳头、洗脸、刷牙、剃须等;洗澡需要协助	在协助下和适当的时间内,能完成部分梳洗活动	完全需要帮助	
分	0	1	3	7	
穿衣:穿衣裤、袜、鞋子等活动	独立完成	—	需要协助,在适当的时间内完成部分穿衣	完全需要帮助	
分	0	0	3	5	
如厕:小便、大便活动及自控	不需协助,可自控	偶尔失禁,但基本上能如厕或使用便具	经常失禁,在很多提示和协助下尚能如厕或使用便具	完全失禁,完全需要帮助	
分	0	1	5	10	
活动:站立、室内走、上下楼梯、户外动	独立完成所有活动	借助较小的外力或辅助装置能完成站立、行走、上下楼梯等	借助较大的外力才能完成站立、行走,不能上下楼梯	卧床不起,活动完全需要帮助	
分	0	1	5	10	
总评分					

附录六 >>>

高血压患者随访服务记录表

姓名：　　　　　　　　　　　　　　　　　　　　　　　　　　编号□□□－□□□□

	随访日期	年　月　日	年　月　日	年　月　日	年　月　日
	随访方式	1 门诊　2 家庭 3 电话　□	1 门诊　2 家庭 3 电话　□	1 门诊　2 家庭 3 电话　□	1 门诊　2 家庭 3 电话　□
症状	1 无症状 2 头痛头晕 3 恶心呕吐 4 眼花耳鸣 5 呼吸困难 6 心悸胸闷 7 鼻衄出血不止 8 四肢发麻 9 下肢水肿	□/□/□/□/□ 其他：	□/□/□/□/□ 其他：	□/□/□/□/□ 其他：	□/□/□/□/□ 其他：
体征	血压（mmHg）				
	体重（kg）	/	/	/	/
	体质指数	/	/	/	/
	心　率				
	其　他				
生活方式指导	日吸烟量（支）	/	/	/	/
	日饮酒量（两）	/	/	/	/
	运　动	次/周　分钟/次 次/周　分钟/次	次/周　分钟/次 次/周　分钟/次	次/周　分钟/次 次/周　分钟/次	次/周　分钟/次 次/周　分钟/次
	摄盐情况（咸淡）	轻/中/重　/轻/中/ 重	轻/中/重　/轻/中/ 重	轻/中/重　/轻/中/ 重	轻/中/重　/轻/中/ 重
	心理调整	1 良好　2 一般 3 差　　　　□	1 良好　2 一般 3 差　　　　□	1 良好　2 一般 3 差　　　　□	1 良好　2 一般 3 差　　　　□
	遵医行为	1 良好　2 一般 3 差　　　　□	1 良好　2 一般 3 差　　　　□	1 良好　2 一般 3 差　　　　□	1 良好　2 一般 3 差　　　　□
	辅助检查*				
	服药依从性	1 规律　2 间断 3 不服药　□	1 规律　2 间断 3 不服药　□	1 规律　2 间断 3 不服药　□	1 规律　2 间断 3 不服药　□

药物不良反应	1 无　2 有____　□	1 无　2 有____　□	1 无　2 有____　□	1 无　2 有____　□
此次随访分类	1 控制满意　2 控制不满意　3 不良反应　4 并发症　□	1 控制满意　2 控制不满意　3 不良反应　4 并发症　□	1 控制满意　2 控制不满意　3 不良反应　4 并发症　□	1 控制满意　2 控制不满意　3 不良反应　4 并发症　□
药物名称 1				
用法用量	每日　次　每次　mg	每日　次　每次　mg	每日　次　每次　mg	每日　次　每次　mg
药物名称 2				
用法用量	每日　次　每次　mg	每日　次　每次　mg	每日　次　每次　mg	每日　次　每次　mg
药物名称 3				
用法用量	每日　次　每次　mg	每日　次　每次　mg	每日　次　每次　mg	每日　次　每次　mg
其他药物				
用法用量	每日　次　每次　mg	每日　次　每次　mg	每日　次　每次　mg	每日　次　每次　mg
原　因				
机构及科别				
下次随访日期				
随访医师签名				

附录七 >>>

2 型糖尿病患者随访服务记录表

姓名：   编号□□□-□□□□

随访日期					
	随访方式	1 门诊 2 家庭 3 电话 □	1 门诊 2 家庭 3 电话 □	1 门诊 2 家庭 3 电话 □	1 门诊 2 家庭 3 电话 □
症状	1 无症状 2 多饮 3 多食 4 多尿 5 视力模糊 6 感染 7 手脚麻木 8 下肢浮肿 9 体重明显下降	□/□/□/□/□/□/□ 其他：	□/□/□/□/□/□/□ 其他：	□/□/□/□/□/□/□ 其他：	□/□/□/□/□/□/□ 其他：
体征	血压（mmHg）				
	体重（kg）	/	/	/	/
	体质指数	/	/	/	/
	足背动脉动	1 未触及 2 触及 □	1 未触及 2 触及 □	1 未触及 2 触及 □	1 未触及 2 触及
	其 他				
生活方式指导	日吸烟量	/ 支	/ 支	/ 支	/ 支
	日饮酒量	/ 两	/ 两	/ 两	/ 两
	运 动	次/周 分钟/次 次/周 分钟/次	次/周 分钟/次 次/周 分钟/次	次/周 分钟/次 次/周 分钟/次	次/周 分钟/次 次/周 分钟/次
	主食（克/天）	/	/	/	/
	心理调整	1 良好 2 一般 3 差 □	1 良好 2 一般 3 差 □	1 良好 2 一般 3 差 □	1 良好 2 一般 3 差
	遵医行为	1 良好 2 一般 3 差 □	1 良好 2 一般 3 差 □	1 良好 2 一般 3 差 □	1 良好 2 一般 3 差

	空腹血糖值	_____ mmol/L	_____ mmol/L	_____ mmol/L	_____ mmol/L
辅助检查	其他检查*	糖化血红蛋白__% 检查日期:__月__日 _____ _____ _____	糖化血红蛋白__% 检查日期:__月__日 _____ _____ _____	糖化血红蛋白__% 检查日期:__月__日 _____ _____ _____	糖化血红蛋白__% 检查日期:__月__日 _____ _____ _____
	服药依从性	1 规律　2 间断 3 不服药　　　□	1 规律　2 间断 3 不服药　　　□	1 规律　2 间断 3 不服药　　　□	1 规律　2 间断 3 不服药　　　□
	药物不良反应	1 无　2 有　　□	1 无　2 有　　□	1 无　2 有　　□	1 无　2 有　　□
	低血糖反应	1 无　2 偶尔　3 频 繁　　　　　□	1 无　2 偶尔　3 频 繁　　　　　□	1 无　2 偶尔　3 频 繁　　　　　□	1 无　2 偶尔　3 频 繁　　　　　□
	此次随访分类	1 控制满意　2 控 制不满意　3 不良 反应　4 并发症 □	1 控制满意　2 控 制不满意　3 不良 反应　4 并发症 □	1 控制满意　2 控 制不满意　3 不良 反应　4 并发症 □	1 控制满意　2 控制 不满意　3 不良反应 4 并发症　□
用药情况	药物名称1				
	用法用量	每日　次 每次　mg	每日　次 每次　mg	每日　次 每次　mg	每日　次 每次　mg
	药物名称2				
	用法用量	每日　次 每次　mg	每日　次 每次　mg	每日　次 每次　mg	每日　次 每次　mg
	药物名称3				
	用法用量	每日　次 每次　mg	每日　次 每次　mg	每日　次 每次　mg	每日　次 每次　mg
	其他药物				
	胰岛素	种类: 用法和用量:	种类: 用法和用量:	种类: 用法和用量:	种类: 用法和用量:
转诊	原　因				
	机构及科别				
	下次随访日期				
	随访医师签名				

参考文献

［1］ 沈晓明,王卫平.儿科学[M](第7版).北京:人民卫生出版社,2009.

［2］ 陈忠英.全国医药卫生类农村医学专业教材:儿科学[M].西安:第四军医大学出版社,2011.

［3］ 卢鹏,张来平.农村医学·全国医药卫生类农村医学专业教材:内科学[M].西安:第四军医大学出版社,2012.

［4］ 陆再英,钟南山.内科学[M].第7版.北京:人民卫生出版社,2009.

［5］ 王子彪.农村医学.全国医药卫生类农村医学专业教材:外科学[M].西安:第四军医大学出版社,2012.

［6］ 吴在德,吴肇汉.外科学[M].第7版.北京:人民卫生出版社,2009.

［7］ 单鸿丽,朱梦照.农村医学·全国医药卫生类农村医学专业教材:妇产科学[M].西安:第四军医大学出版社,2012.

［8］ 乐杰.妇产科学[M].第7版.北京:人民卫生出版社,2010.

［9］ 李兰娟,任红.传染病学[M](第8版).北京:人民卫生出版社,2013.

［10］ 杨绍基,任红.传染病学[M](第7版).北京:人民卫生出版社,2008.

［11］ 王秋海.全国高等职业技术教育配套教材:传染病学学习指导[M].北京:人民卫生出版社,2004.

［12］ 曹文元.全国医药卫生类农村医学专业教材:传染病学[M].西安:第四军医大学出版社,2012.

［13］ 金中杰,林梅英.全国中等卫生职业教育卫生部"十五"规划教材:内科护理[M].第2版.北京:人民卫生出版社,2008.

［14］ 魏蕊.农村医学·全国医药卫生类农村医学专业教材:急救医学[M].西安:第四军医大学出版社,2012.